Gertrud Hirschi

Finger Spitzen Glück

Mudras & Lebensweisheiten

AGM
URANIA

Gertrud Hirschi

Finger Spitzen Glück

Mudras & Lebensweisheiten

AGM
URANIA

Hinweis
Alle in diesem Buch enthaltenen Angaben wurden von der Autorin nach bestem Wissen zusammengestellt. Die Informationen sind nicht dazu gedacht, einen Arzt oder Therapeuten zu ersetzen. Eine Haftung der Autorin bzw. des Verlags für Personen-, Sach- und Vermögensschäden ist ausgeschlossen.

Originalausgabe
1. Auflage 2007

ISBN 978-3-03819-019-6

Umschlagfoto: Christian Hirschi
Umschlaggestaltung. Antje Hellmanzik
Illustrationen: Hermann Betken
Fotos: Silvie Bachmann, Hermann Betken, Antje Hellmanzik, Marguerite Hepenstrick, Christian Hirschi, Bernd Nies, Andrea Nolé, Hugo Rey, Jakob Sieger
Lektorat: Edith Ch. Kiel
Kartengrafik: Antje Hellmanzik
Satz und Layout: Antje Hellmanzik
Produkt-Manager: Silvie Bachmann
Druck der Karten: Cartamundi, Belgien
Druck des Buches: Finidr s.r.o., Tschechien
www.uraniaverlag.ch

Widmung

Dieses Kartendeck widme ich
den Leserinnen und Lesern meiner Bücher
sowie meinen Großmüttern,
die stets einen passenden Spruch
zur Hand hatten.

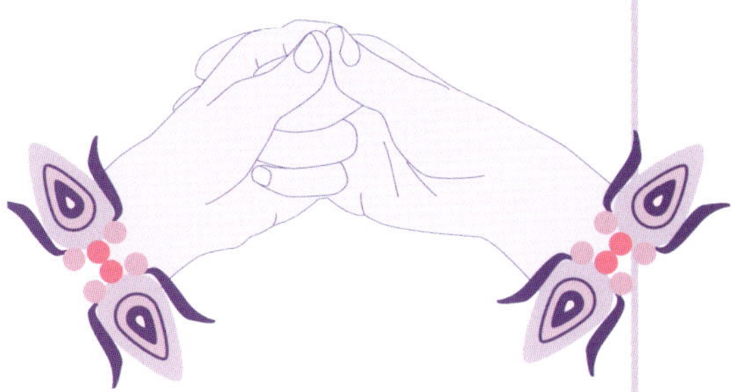

Inhalt

Mit unseren Händen
formen wir unser Schicksal:

indem wir Verbrauchtes abgeben
oder nicht,

indem wir handeln
oder nicht,

indem wir Chancen ergreifen
oder nicht.

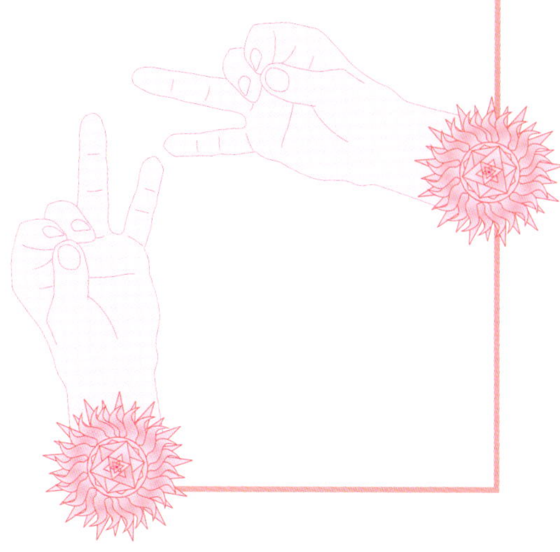

*Nicht was den Menschen heimsucht,
ist von grundlegender Bedeutung,
sondern wie er es handhabt.*

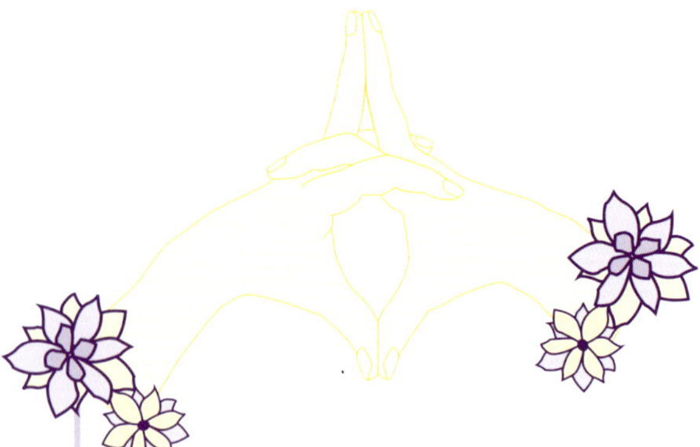

Liebe Leserin, lieber Leser

Schon seit einigen Jahren entstehen immer wieder kleine Lebensweisheiten in meinem Kopf, ich kann es nicht anders ausdrücken. Mitten in der Nacht wache ich auf, sitze plötzlich kerzengerade im Bett – und da ist er, der Spruch. Wie ein Feuerstrahl aus dem Kosmos oder vielleicht aus meiner Tiefe kommend, wie aus einem jäh ausbrechenden Vulkan, manifestiert sich ein Geistesblitz. Aber es ist ja egal, woher er kommt – die Hauptsache: er ist da. Meistens passt er dann auch genau zur meiner gegenwärtigen Lebenssituation. Er gibt mir einen guten Rat und zeigt mir, was ich tun oder lassen soll, wo Mangel oder Überschuss herrscht.

Der Kauf dieses Kartensets signalisiert, dass Sie, liebe Leserin, lieber Leser, ein Stück weit mit mir verbunden sind. Ich glaube schon lange nicht mehr an Zufälle – im höheren Verständnis hat alles seinen Sinn, auch, dass Sie jetzt ausgerechnet dieses Kartenset in den Händen halten. Diese Aphorismen, die mir zugefallen oder eingefallen sind, wollen über das Kartenset zu Ihnen gelangen, um Ihnen Leichtigkeit und Licht zu bringen – in Ihren Alltag und auf Ihrem spirituellen Weg zur höheren Bestimmung.

Wir können unser Wesen mit einer bunten Wiese vergleichen. Neben Nutzpflanzen wächst auch das Unkraut und zusammen ergeben sie eine sinnvolle Gemeinschaft. Heute weiß man, dass Unkraut auch seinen Wert hat und den Nutzpflanzen in unterschiedlichster Weise guttut. Schaden richtet es nur dann an, wenn es die anderen Pflanzen überwuchert.

So ist es auch in uns selbst: Sowohl unsere Stärken (Nutzpflanzen) als auch unsere Schwächen (Unkraut – welch ein einfältiges Wort!) haben ihren Wert, und beide ergänzen und brauchen einander. Stellen Sie sich einmal vor, makellos und ohne Schwächen zu sein – das könnten Sie ja selbst kaum aushalten und die anderen würden wohlweislich einen großen Bogen um Sie machen. Sie selbst würden in Einsamkeit und gähnender Langeweile langsam eingehen – grauenhaft! Also nehmen wir doch einfach unsere kleinen Schwächen und Fehler dankend an. Achten wir einfach darauf, dass sie nicht gar zu wild wuchern und auf einmal ihr Unwesen treiben, wie man so sagt. Unsere Schwächen sind wohl oft etwas unbequem, aber sie halten uns auf Trab und mit jedem Sieg über sie werden wir stärker. Und je stärker wir sind, desto leichter fallen uns die an uns gestellten Aufgaben und Herausforderungen.

Auch Groll, Sorgen oder Mut- und Ratlosigkeit können uns das Leben schwer machen, und manchmal braucht es nur einen klitzekleinen Wink oder Stups in die richtige Richtung; schon es geht wieder flott voran und wir wissen, was wir zu tun haben. Eigentlich haben wir alles in unseren Händen, wie unsere Sprache es wunderbar auszudrücken vermag. Meine Lebensweisheiten – Sie werden sehen – bringen es immer wieder auf den Punkt.

Gehen wir nochmals zurück zum Bild der bunten Wiese. Alle Pflanzen nähren sich grundsätzlich über ihre Wurzeln, die sich im Verborgenen halten. Und so ist es auch bei uns: Wenn wir stillhalten und dadurch in unsere Tiefe, ins Verborgene und Dunkle kommen, vertieft sich unser Atem, wir nehmen automatisch mehr Prana – unsere seelisch/geistige Nahrung – auf und fühlen uns wieder frisch gestärkt. Hier finden wir auch den ganz auf uns persönlich abgestimmten Rat und die Antworten auf unsere Fragen. Das ist immer wieder sehr spannend und bringt etwas Geheimnisvolles und auch Abenteuerliches in unser Leben.

Wenn wir unsere Schwächen mindern, ist es, als schafften wir für etwas anderes mehr Raum, ähnlich wie es durch das Jäten von zu vielem Unkraut geschieht, und es können sich Samen aus der Luft, die der Wind bringt, in der Erde entfalten und wir können Neues wachsen sehen und ernten. (Ganz nebenbei: Als ich vor Jahren Magenprobleme hatte, wuchs auf einmal in meinem Garten Erdrauch, der gut für den Magen ist. Einfach so!) So ist es auch mit unserem Seelengarten. Mit kräftigen Händen sollten wir von Zeit zu Zeit das Zuviel an Unkraut »jäten«, so dass dadurch wieder Platz für Neues entsteht – für das, was uns guttut und uns stärkt und sicher auch für wunderschöne Blumen, die unser Herz wärmen und erfreuen.

Ein guter Bauer weiß außerdem, dass seine Wiese genügend Wasser und Nährstoffe benötigt, um zu gedeihen, und er wird für seinen Besitz sorgen. Auch Geist und Seele brauchen Pflege. Unsere Seele pflegen wir, indem wir alles, was uns Freude macht, immer wieder suchen und genießen, und unser Geist braucht konstruktives Denken, Herausforderungen und Ziele, die ihn anregen, ja »begeistern«. Einige der Karten werden Sie darauf hinweisen.

Wir brauchen auch immer wieder einen guten Rat, einen Tipp, einen raffinierten Trick oder einen neuen Blickwinkel, weil wir oft ein Brett vor dem Kopf haben, das uns den klaren Durchblick verwehrt. Oder wir übersehen das winzige, aber bedeutende Detail, wir verlieren den Überblick oder sehen vor lauter Allerlei das

Wichtigste nicht mehr. Vielleicht befinden wir uns auch einmal auf einem Irrweg, und so kann uns eine Karte wegweisend wieder auf den richtigen Pfad zurückführen.

Seit vielen Jahren sind die Mudras meine treuen Weggefährten, denn sie zwingen mich innezuhalten, und in diesen ruhigen Augenblicken wird mir klar, was falsch läuft und wieso das so ist. Erst wenn man wirklich erkennt, was eigentlich los ist, kann man Strategien dagegen entwerfen. Oft verändert schon rein diese Erkenntnis die Situation und Probleme lösen sich in nichts auf. In anderen Fällen erkenne ich, dass Handlungsbedarf angesagt ist – also in die Hände spucken und zupacken!

Die meisten der vorgeschlagenen Mudras habe ich bis heute in keinem meiner Bücher beschrieben, weil ich sie noch gar nicht so lange kenne (auch meine Entdeckungen und Forschungen gehen immer weiter), und so freue ich mich, Ihnen, liebe Leser, falls Sie meine anderen Bücher oder Kartensets schon kennen, hiermit etwas Neues anzubieten.

So hoffe ich nun, dass Ihnen die Karten mit den Lebensweisheiten und die Mudras ganz viel bringen – Rat, Mut, Kraft, Leichtigkeit und Licht.

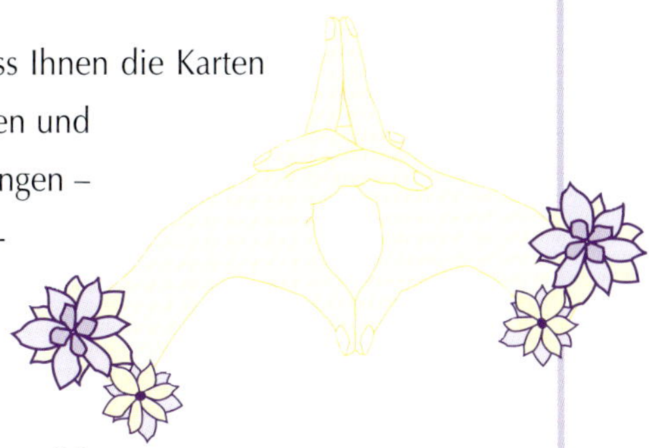

Mögen Ihnen Ihre Aufgaben, die an Sie gestellt werden oder die Sie sich selbst stellen, viel Erfolg und Freude bringen; möge Ihr Handgepäck leicht und handlich sein, und möge Ihr Weg angenehm und mit vielen freudigen Überraschungen gepflastert sein.

Herzlichst grüßt Sie

Gertrud Hirschi

Wenn die Liebe,
die Vernunft
und das Vertrauen
Hand in Hand
auf dem Weg sind,
wird es sicher
eine wunderschöne Reise werden.

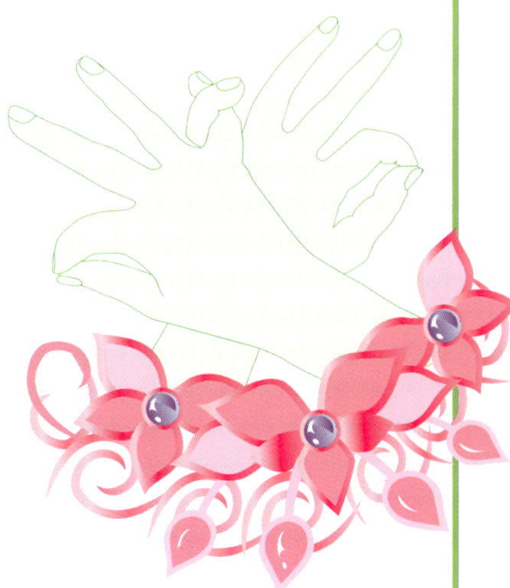

Das FingerSpitzenGefühl
zeigt, was zählt!

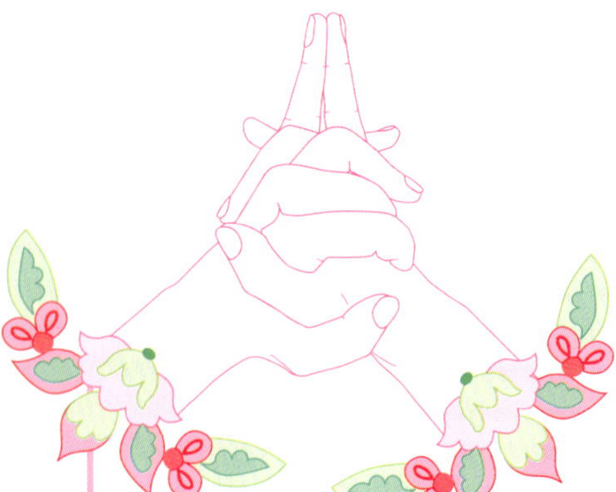

Handhabung der Karten

Sie können die Karten auf verschiedene Art und Weise handhaben:

- Sie ziehen ein bis drei Karten, wenn Sie einen Rat brauchen. (Wie meistere ich am besten diese Situation?)
- Sie ziehen jeden Morgen oder jeden Abend eine Karte.
- Während des Ausatmens ziehen Sie eine Karte, die Ihnen zeigt, was Sie loslassen oder lassen sollten, und während des Einatmens ziehen Sie eine Karte, die Ihnen sagt, was Sie annehmen oder tun sollten.

Die Karten können Ihnen zeigen, wo Mangel herrscht und wie Sie diesen beheben können; wo sich ein »Zuviel« verbirgt und wie Sie dieses reduzieren können; wie Sie sich entscheiden sollen; oder wie Sie wieder den richtigen Weg finden. Die Sache klappt natürlich nur, wenn Sie den Rat dann auch wirklich in die Tat umsetzen – kein Wenn und Aber, keine Halbherzigkeit. Sie machen es genau so, wie es die Karte zeigt, und der Erfolg ist gesichert. Also: ja nicht kneifen!
Hier noch ein Tipp von Jane Austen, die vor zweihundert Jahren wunderschöne Liebesromane schrieb:

Wenn uns eine Sache fehlt,
sollte uns das nicht davon abhalten,
alles andere in vollen Zügen zu genießen.
Jane Austen

Karten ziehen – ein Ritual

Sie können für jeden Tag eine Karte ziehen oder zu Beginn der Woche, eines Monats, eines Jahres oder eben in speziellen Fällen.

Um Ihr Unterbewusstsein besser darauf einzustellen, haben Sie die Möglichkeit, aus der Befragung ein Ritual zu machen. Wie die Balinesen können Sie die vier Elemente um Beistand bitten, indem Sie eine brennende Kerze (Feuer), ein Glas Wasser, einen schönen Stein oder Kristall (Erde) und eine leere Schale (Luft) dazustellen. Nach der Befragung stellen Sie die Karte in die Schale, lassen die Kerze ganz niederbrennen und trinken das Wasser.

Sie bewahren die Karten in einem allein dafür bestimmten Seidentuch auf, und nun breiten Sie die Karten darauf aus.

Sie setzen sich vorerst still hin, lassen die Ruhe in sich einkehren, indem Sie Ihren Atem eine Weile beobachten. Stellen Sie Ihre Frage direkt und genau, denn davon hängt schon weitgehend die Antwort ab. Nun schließen Sie die Augen und ziehen eine Karte.

Es gibt allerdings auch Momente, da haben wir gar keine Fragen und doch sehnen wir uns und suchen wir nach neuen Impulsen. In dieser Situation bitten Sie einfach um Rat, danken schon im Voraus dafür und ziehen eine bis drei Karten.

Selbstverständlich befrage auch ich hin und wieder die Karten, lasse dabei aber große Vorsicht walten. Ich frage selten danach, was die Zukunft bringen wird; aber ich frage oft, was mich eine Situation lehren will, wo und was die beste Lösung sein wird, und vor allem, was ich selbst dazu beitragen kann – innerlich, indem ich meine Einstellung neu anpasse beziehungsweise ändere, und äußerlich, indem ich das Richtige unternehme.

Es ist menschlich, dass man auch einmal einfach Karten aus purer Neugierde zieht. Aber dies sollte nur die seltene Ausnahme sein, denn unsere innere Weisheit möchte nicht als Spielball fungieren, sondern ernst genommen werden. Ziehen Sie also nur Karten, wenn Sie wirklich beabsichtigen, deren Rat zu befolgen. Sonst werden auch die Karten (Ihre innere Weisheit) Sie nicht ernst nehmen und Sie vielleicht sogar narren.

Brauche den Kopf zum Planen,
das Herz zum Lieben
und die Hände zum Handeln.

Fatal – die falsche Karte gezogen!

Wirklich spannend wird das Kartenziehen dann, wenn wir meinen, wir hätten die falsche gezogen, und gar nicht verstehen, wieso wir ausgerechnet diese gezogen haben. Aufgepasst, vielleicht kommen wir da einer tückischen Selbstlüge auf die Schliche. Aber dessen brauchen wir uns nicht zu schämen. Trösten Sie sich, vielen ergeht es ähnlich! Fatal ist nur, dass diese Selbstlügen uns oft narren oder, noch schlimmer, dass sie uns sogar Ärger, Enttäuschungen und Leid bringen. Wir tapsen immer wieder in die gleiche Falle, weil wir sie nicht als solche erkennen.

Heute ist wissenschaftlich erwiesen, dass unsere Wahrnehmung unserer selbst wie auch unserer Umgebung relativ begrenzt ist. Das heißt, wir sehen nur einen Bruchteil, nämlich genau den Ausschnitt, der zu unserer inneren Bilderwelt passt; auch hören wir nur das, was in uns ein Echo erzeugt. Die einen sehen zu schwarz, die anderen zu bunt. Die einen nehmen nur die Fehler, den Mangel, das Hindernis wahr statt das, was gut ist, den Reichtum, die Lösung. Die anderen wiederum erkennen die Hindernisse und Abgründe nicht oder schweben auf Wolke rosarot – oft wollen oder können sie die nackte, unangenehme Tatsache einfach nicht wahrhaben. Viel

Gutes und viele Lösungen übersehen wir oft, auch wenn wir mit der Nase fast darauf fallen.

Eine gezogene Karte, die wir nicht verstehen, kann uns Augen und Ohren öffnen für das, was wirklich ist, für das, was jetzt zu tun ist. Also – eine »nicht passende« Karte nicht gleich wieder weglegen, sondern gründlich überdenken, die Sache im wahren Sinne des Wortes durchschauen und ihr auf den Grund gehen.

Es kann auch sein, dass uns eine Karte ärgert, sogar ein bisschen »beißt« und unsere Zähne knirschen lässt. Da lohnt es sich, doppelt gut hinzusehen. Diese Karte fühlt uns auf den Zahn, wie man so treffend sagt. Vieles, was uns nicht passt, was wir nicht wahrnehmen wollen, verdrängen wir, und in unpassenden Momenten ist es da und macht uns das Leben schwer. Eine Enttäuschung erleben wir immer dann, wenn eine Täuschung aufgeflogen ist. So ist es.

Auch ich habe schon die eine oder andere Enttäuschung erlebt und gerade letzthin, als es wieder einmal passierte, untersuchte ich die Sache genauer und musste mir eingestehen, dass ich ein falsches Bild von einer Person hatte, obwohl mein Bauch mich eigentlich schon zu Beginn darauf aufmerksam gemacht hatte.

Was wir brauchen
ist nicht immer das,
was wir wollen.

So kann Sie eine Karte, die Sie im ersten Augenblick sogar ärgert, auf eine Tatsache, auf eine Wahrheit aufmerksam machen, die Sie am liebsten gar nicht wahrhaben möchten. Sie sehen, die Karten können eine große Hilfe sein auf dem Weg der Selbsterkennung und dabei, uns allen Herausforderungen zu stellen, die wir uns selbst stellen oder die das Leben für uns bereithält. Achten Sie aber immer darauf, egal welche Karte Sie ziehen, dass Sie sich selbst liebe- und verständnisvoll behandeln und keinen Perfektionismus oder unnötigen Druck von sich abverlangen. Lassen Sie Güte und Wohlwollen zu.

Gütigen Händen
öffnen sich Tür und Tor.

Mein Post-it erinnert mich …

Wenn Sie eine Karte ziehen, legen Sie diese nicht gleich wieder weg, sondern legen Sie sie an eine Stelle, wo Sie ihr immer wieder begegnen – oder noch besser: Sie schreiben den Spruch klar und deutlich auf drei weitere Karten, die Sie in Sichtweite platzieren: eine am Arbeitsplatz, eine am Badezimmerspiegel und eine im Geldbeutel. Immer wenn Ihr Blick darauf fällt, ist es, als würden Sie die Bedeutung des Spruchs durch die Augen einsaugen. »Deine Augen sind Fenster, alles, worauf Dein Blick fällt, bekommt sofort einen Rahmen« (Osho). Ein gerahmtes Bild hat eine viel prägnantere Wirkung; ja es ist, als hätte es mehr Energie. Alles, worauf wir einen unserer Sinne werfen, wird durch unsere Gedankenenergie aufgeladen.

Denken Sie also nie an den Mangel,
sondern immer an das,
was Sie sein, tun oder haben wollen.

Damit geben Sie dem Energie, was sich für Sie manifestieren soll.

Wer meine Bücher kennt, hat diesen Satz schon mehrmals gelesen. Aber ich kann es nicht oft genug wiederholen:

Tun Sie es!

Diese Methode wende ich schon seit fast dreißig Jahren an, und häufig werde ich gefragt, wieso mir alles gelingt. Ich bin kein Glückspilz, vielmehr verdanke ich es meinem gezielten und konstruktiven Denken: »Ich denke an das, *was* ich will und *wie* ich es will.« Punkt!

Diese Methode beeinflusst unser Unterbewusstsein im positiven Sinne. Das Unterbewusstsein enthält immer auch hemmende und negative Programme, die damit umgepolt werden. Dieses neue Programm zieht wie ein Magnet das Entsprechende an und wirkt sehr bezwingend. Das Resultat: Sie werden den Rat der Karte ohne großen willentlichen Aufwand befolgen – Sie können gar nicht anders und der Erfolg und mehr Lebensfreude sind Ihnen gewiss.

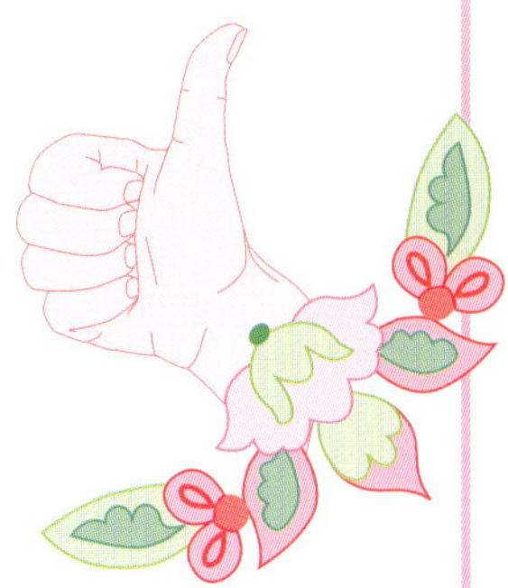

Ich spreche aus, was ich will!

Ganze Aphorismen oder auch nur Teile davon können wie Affirmationen, Leitsätze, Bejahungen, Mantras – egal wie Sie diese nennen – angewandt werden. Sie können diese in stiller Minute oder während Sie anderweitig beschäftigt sind, sprechen. Die ersten Male sprechen Sie den ganzen Spruch und danach eine Kürzung oder nur noch den Hauptbegriff. Wir können uns viel einreden, im Guten wie im Schlechten, und unsere Verhaltensweise und unsere Umstände gestalten sich danach. Ich staune selbst immer wieder, wie zuverlässig dies funktioniert.

Mische eine Handvoll Wohlwollen
mit einer Prise Liebenswürdigkeit
und einer Fingerspitze Humor;
sie ergeben ein Gericht,
dem niemand widerstehen kann.

Betende Hände
brauchen nicht
alt und knorrig zu sein.

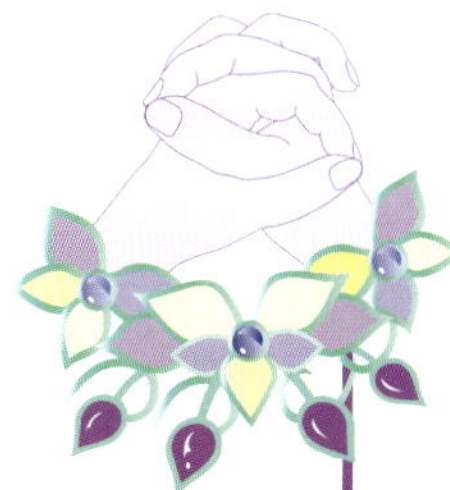

Beten hilft immer

Dass es hilft, in Not eine Karte zu ziehen, um im Allgemeinen oder mit einer besonderen Situation wieder klarzukommen, bestätigen mir unendlich viele, die schon meine anderen Kartensets besitzen – und es hilft auch immer wieder mir selbst. Aber das Beten ersetzt es trotzdem nicht. Eine Umfrage in der Schweiz, ob die Schweizer überhaupt noch beten, brachte kürzlich zu Tage – wer hätte das gedacht –, dass die meisten, egal ob jung oder alt, auch heute noch beten, davon ein beachtlicher Prozentsatz sogar regelmäßig jeden Tag, andere wiederum eher sporadisch. Viele davon bekannten sich dazu, keine Kirchgänger zu sein und auch keine praktizierenden Christen (was immer das heißt). Aber es ist richtig: Um zu beten, braucht man nicht einer Kirche anzugehören; das Göttliche, das das ganze Universum geschaffen hat, sieht das alles nicht so eng.

Alle bestätigen, dass es ihnen guttut und immer wieder durch nicht ganz einfache oder sogar schwierige Zeiten hindurch hilft und dass es ihnen Vertrauen, Trost und Geborgenheit schenkt – einfach das, was sie in dem Moment am nötigsten haben. Hiermit möchte ich Sie, liebe Leserin, lieber Leser, einfach nochmals von Herzen bitten: Vergessen Sie das Beten nicht. Das Beten hilft immer und verändert uns oder das Problem, den Umstand und die Umwelt in positiver Weise – wie alle Betenden bestätigen. Die Hilfe kann wie ein Blitz einschlagen oder auf ganz leisen Sohlen kommen. Vorerst nimmt man sie kaum wahr und auf einmal merkt man, dass sich alles zum Guten gewendet hat oder man auch mit Schwerem leicht und gut zurechtkommt. Es sind immer wieder diese wundervollen Wunder, die uns begegnen, wenn wir unsere Hände danach ausstrecken und ihnen unser Herz öffnen. Dem Beten wohnt ein ganz besonderer Zauber inne, der uns und unser Leben in neuem Licht erscheinen lässt und uns wie ein leuchtender Stern den Weg in die göttliche Heimat zeigt. Die alten Weisen Indiens lehren: Auch wenn unser Lebensweg voller Dornen sein sollte, so werden sie uns bei kluger Lebensweise und in der steten Verbindung mit dem Göttlichen nicht stechen, weil wir sie achtsam umgehen und wir uns somit leichten Herzens der schönen Rosen erfreuen können.

Mit Gottes Beistand schaffe ich,
was immer das Leben mir bringt,
mit leichter Hand.

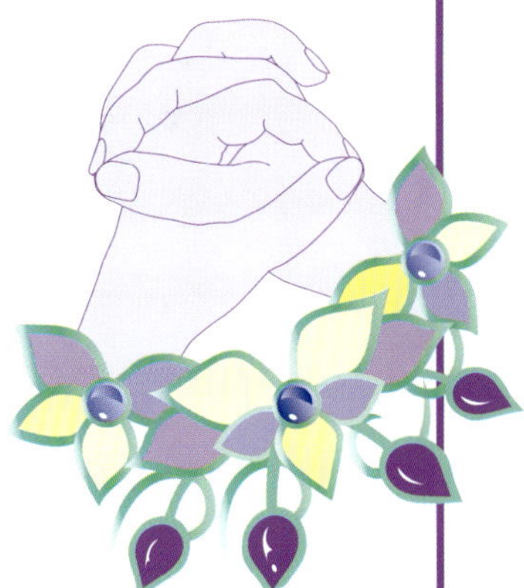

Knacknüsse

Viele dieser Aphorismen oder Lebensweisheiten sind recht doppelbödig, haben sie doch manchmal mehr als nur eine Bedeutung. Was für den einen positiv und anregend ist, kann auf den anderen negativ, zynisch oder gar lähmend wirken.

Die folgenden Sprüche möchte ich Ihnen mit einem schelmischen Augenzwinkern unterbreiten mit der Bitte, diese etwas näher unter die Lupe zu nehmen. Wie könnten sie positiv oder eben negativ ausgelegt und verstanden werden?

Lieber den Spatz in der Hand
als die Taube auf dem Dach.

Eine Hand wäscht die andere.

Im Händedruck zeigt sich der Charakter.

Lange Finger haben kurze Beine.

Gott hat keine anderen Hände als die deinen.

Auch die geballte Faust ist ein Fingerzeig.
(Rupert Schützbach)

Vielleicht kennen Sie, liebe Leser, auch Redewendungen, die bei Ihnen ein zwiespältiges Gefühl auslösen und Ihnen heute noch zu schaffen machen, die Ihnen den Mut nehmen oder die zynisch wirken. Denken Sie darüber nochmals gründlich nach und misten Sie aus, was Ihnen nicht guttut!

Eindeutig positiv ist der folgende Aphorismus – oder doch nicht?

Zärtliche Hände sind wie Balsam
für Körper, Geist und Seele.

Das Glück kann man nicht greifen
und auch nicht wirklich begreifen,
aber man kann etwas dafür tun
und sich von ihm ergreifen lassen.

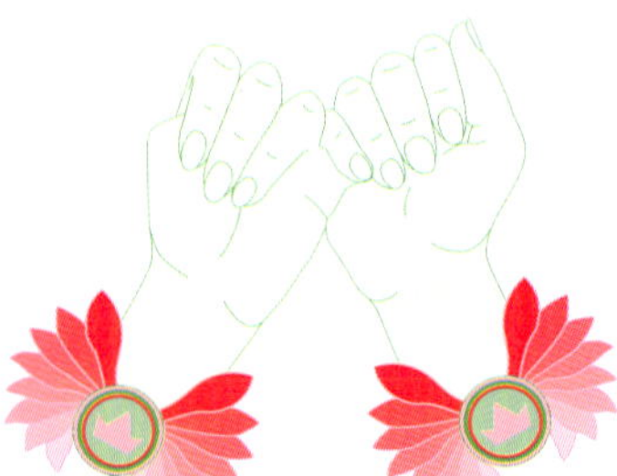

Einfach glücklich sein …

Beim Kartenziehen geht es letztlich immer um dasselbe: Man möchte dem Glück ein bisschen auf die Sprünge helfen. Der Wunsch, glücklich zu sein, ist sicher so alt wie die Menschheit selbst. Aber was ist Glück? Kann man es anfassen, messen, halten, manipulieren oder eventuell sogar herbeizaubern?

So einfach ist es mit dem Glücklichsein eben nicht – oder doch? Seit einigen Jahren wird dieses Phänomen sogar wissenschaftlich erforscht und man kam zu interessanten Schlüssen. Hier möchte ich Ihnen die wichtigsten Ergebnisse kurz vorstellen, denn es macht wirklich Spaß, mit diesen Möglichkeiten ein wenig zu spielen und ihnen im Leben vermehrt Zeit und Raum zu geben.

Wenn Sie die Kartentexte etwas genauer unter die Lupe nehmen, werden Sie bemerken, dass viele genau in diese Richtung weisen, das heißt den wissenschaftlich herausgearbeiteten Erkenntnissen entsprechen. Die Aphorismen sind allerdings entstanden, bevor ich von den Forschungsergebnissen wusste, aber meine innere Weisheit erkennt eben genau, was mir guttut und was mich glücklich macht. So weiß auch Ihr Innerstes am besten, was für Sie gilt und was Ihnen glückliche Momente verschafft.

Man hat herausgefunden, dass Geld, Luxus, Schönheit, Partnerschaft, Familie, Erfolg und ein hoher IQ kein Garant für das Glücklichsein sind. Das Geld erleichtert das tägliche Leben sicher beträchtlich, aber ein wahrer Glücksbringer ist es nicht – das haben Sie sicher auch schon selbst feststellen können. Dasselbe gilt auch für Schönheit, Intelligenz, Erfolg und vieles mehr. Andererseits versetzt einen das Tätigsein, indem man sich verliert und alles um sich herum nicht mehr wahrnimmt, in einen Zustand, ja in eine leichte Trance, was als »flow« bezeichnet und von den unterschiedlichsten Menschen (vom Gärtner bis zum Schachmeister) als unbeschreiblicher Glücksmoment geschildert wird. Der Glücksforscher Mihali Csikszentmihalyi, Professor der Psychologie in den USA, konnte nachweisen, dass in diesen Momenten die Produktion der Glückshormone tatsächlich auf Hochtouren läuft. Kurz und gut:

Menschen, die sich
ganz und gar in ihrem Handwerk verlieren,
finden dabei,
was immer sie brauchen,
um glücklich zu sein.

Ein anderer berühmter Glücksforscher, Martin Seligmann von der Universität Pennsylvania, glaubt nicht, dass manche Leute mehr Glück haben als andere, vielmehr gehen sie anders mit den Ereignissen um. Sie betrachten Probleme nicht als Unglück, sondern als Herausforderungen und Chancen für zukünftiges Glück. Das ließe sich so zusammenfassen:

In Problemen nicht stecken bleiben,
sondern entsprechend handeln und
sie mit festem Schritt durchschreiten.

Gemeinsam mit seinen amerikanischen Kollegen hat Martin Seligmann auf Grund wissenschaftlicher Studien folgende Ergebnisse zusammengefasst: Glückliche Menschen sind tatkräftiger, denn konzentrierte Aktivität regt die Glückshormondrüsen an.

Nur wer Hand anlegt, erhascht das Glück!

Glückliche Menschen sind großzügige, tolerante, spontane und begeisterungsfähige Zeitgenossen.

Lass die Hände
die Boten Deines Herzens sein.

Glückliche Menschen sind keine Chaoten – zumindest nicht im Geist.

Manchmal fehlt nur eine Kleinigkeit
und die Welt ist wieder in Ordnung.

Echte Freundschaften (die ihrer Pflege bedürfen) und gute Beziehungen vermehren ebenfalls die glücklichen Momente.

Mit dem Herzen sehen und hören
und das Herz durch
die Hände sprechen lassen –
das ist echte Herzlichkeit.

Glückliche Menschen sind häufig sehr dankbar und hadern nicht mit dem Schicksal, sondern richten ihre Aufmerksamkeit auf das, was sie zufrieden macht.

Glückliche Menschen sind naturverbunden
und leben danach.
Glückliche Menschen bewegen sich gerne
und regelmäßig.
Glückliche Menschen haben Ziele
und streben sie an.
Glückliche Menschen pflegen ihre Interessen.
Glückliche Menschen leben im Hier und Jetzt.
Glückliche Menschen lassen sich nicht hetzen
und nehmen sich die Zeit für das,
was ihnen guttut.
Glückliche Menschen sind jung in ihrem Geist
und in ihrem Herzen.
Glück ist also durchaus machbar,
allerdings macht auch hier die Übung den Meister.

Es erfordert manchmal einfach ein bisschen
mehr Handlungsbedarf!

Mudras – spezielle Finger- und Handhaltungen,
verwandeln unsere Hände in wahre »Kraftwerke«.
Vergleichbar mit den Körperhaltungen des Yoga
aktivieren sie in wenigen Minuten
den Fluss der Lebensenergie,
stärken auf allen Ebenen und bauen Stress ab.

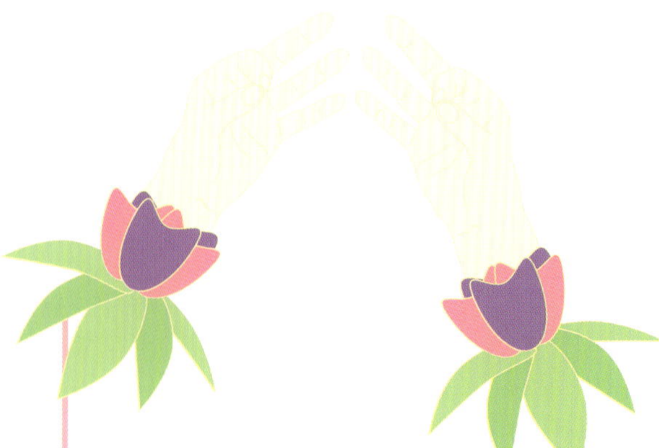

Mudras

In unserem Leben spielt das richtige Maß der zwei Aspekte »Tun und Ruh'n« die große Rolle. Sie bestimmen, ob wir uns gut oder schlecht fühlen.

Auf vielen Karten werden Sie aufgefordert, zu handeln und in Bewegung zu kommen. Andere Karten wiederum raten zur Ruhe, zu entspannen oder nachzudenken. Dies kann man gut mit einer Mudra (wörtlich übersetzt: eine Geste, die Freude bringt) verbinden.

So finden Sie zu vielen Karten oder Lebenssituationen eine passende Mudra, die Sie zur Unterstützung einsetzen können. Die meisten Mudras habe ich noch in keinem Buch beschrieben, da ich davon ausgehe, dass Sie wie ich auch immer wieder etwas Neues ausprobieren möchten. Ich bin fast sicher, Sie finden einen neuen Favoriten.

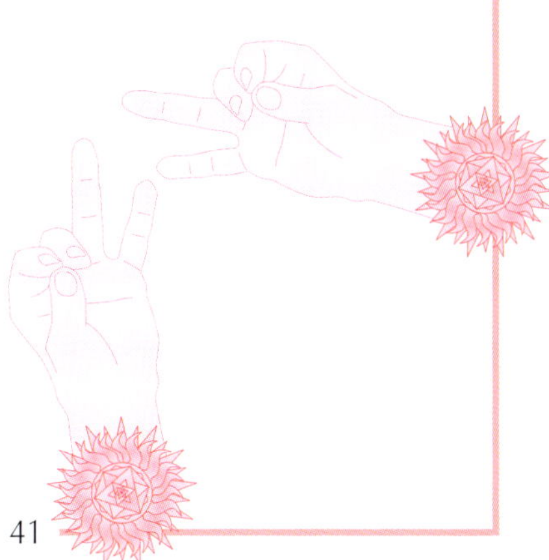

Die 7 goldenen Regeln der Mudra-Praxis

1. Sie sitzen dabei mit geradem Rücken auf einem Stuhl oder nehmen die Sitzhaltung der Meditation ein. Oder Sie legen sich auf den Rücken, schieben ein Polster unter die Kniekehlen und ein weiteres kleines Kissen unter den Kopf. Die beiden Stützmaßnahmen begünstigen den Energiefluss.

2. Sie machen sich nun bewusst, für was und wozu Sie die Mudra halten. Am besten formulieren Sie einen entsprechenden Satz mit positivem Wortlaut. Sie sagen nicht das, was Sie nicht wollen, sondern das, was Sie wollen. Sie sprechen langsam und bestimmt das aus, was Sie wollen. Dadurch geben Sie genau dem, was Sie wollen, schon den ersten Energieschub.

3. Nun formen Sie wie beschrieben die Mudra, indem Sie die entsprechenden Finger beziehungsweise Handflächen sanft aneinanderlegen, als würden diese wie durch Magnete zusammengehalten.

4. Sie kontrollieren nun den Atem, indem Sie bewusst langsam und entspannt die Luft einströmen lassen, dann einen Augenblick lang den Atem anhalten und wieder tief und gründlich ausatmen.

5. Wenn nichts anderes vermerkt ist, halten Sie Ihre Konzentration auf den Atem gerichtet. Diese bewusste und gründliche Atmung stärkt Sie auf allen Ebenen: körperlich, mental, emotional.

6. Sie beenden die Übung immer mit einem großen Dankeschön und schließlich mit der Bestätigung »so sei es«.

7. Ganz nach Ihren Bedürfnissen und wie Sie Zeit haben, halten Sie die Mudra 3 bis 30 Minuten lang. Sie können Mudras sporadisch praktizieren oder, wenn nötig, regelmäßig (Sie verordnen sich eine Kur), beispielsweise dreimal täglich 15 Minuten lang über eine Zeitdauer von 7, 21 oder 42 Tagen.

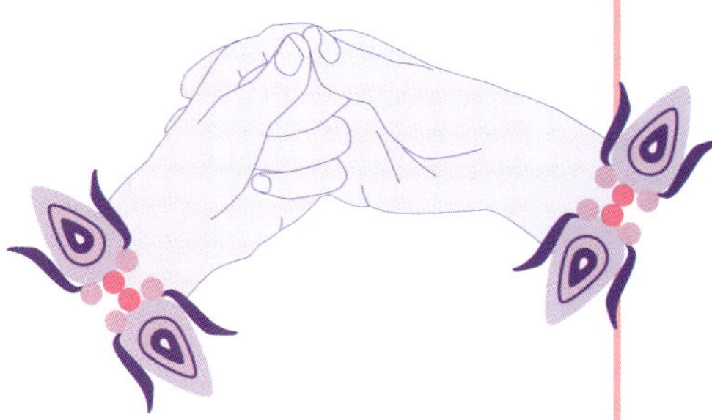

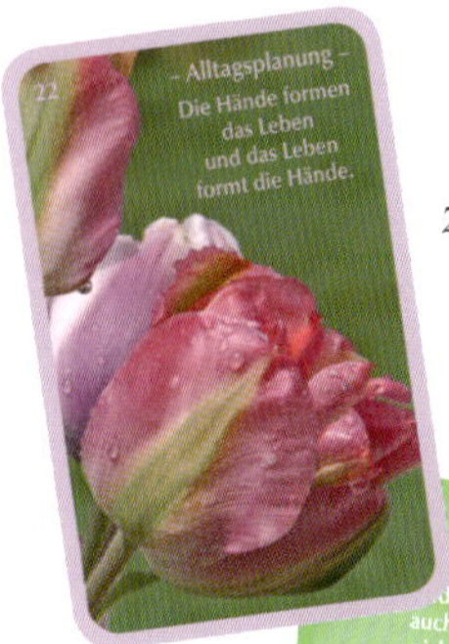
22
– Alltagsplanung –
Die Hände formen
das Leben
und das Leben
formt die Hände.

Mit sicherer Hand ziehe ich gezielt die richtige Karte.

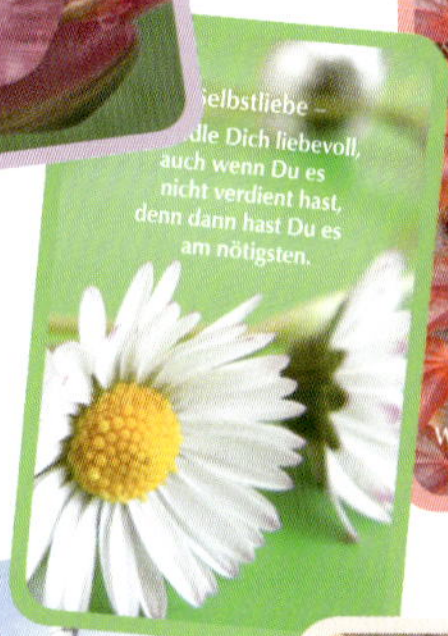
elbstliebe –
dle Dich liebevoll,
auch wenn Du es
nicht verdient hast,
denn dann hast Du es
am nötigsten.

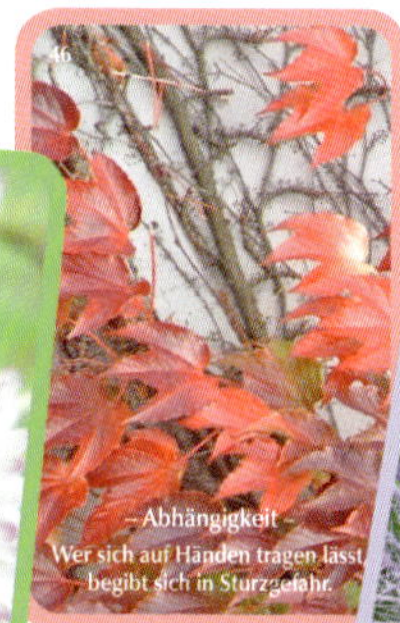
46
– Abhängigkeit –
Wer sich auf Händen tragen lässt,
begibt sich in Sturzgefahr.

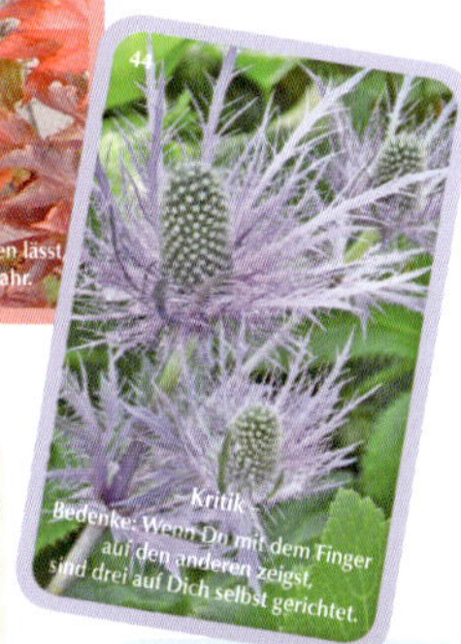
44
– Kritik –
Bedenke: Wenn Du mit dem Finger
auf den anderen zeigst,
sind drei auf Dich selbst gerichtet.

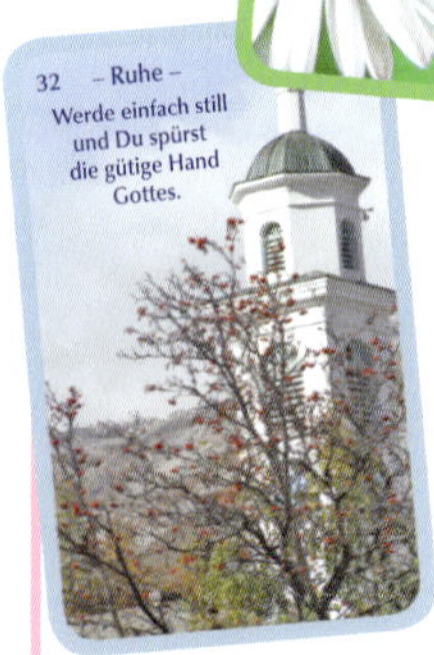
32 – Ruhe –
Werde einfach still
und Du spürst
die gütige Hand
Gottes.

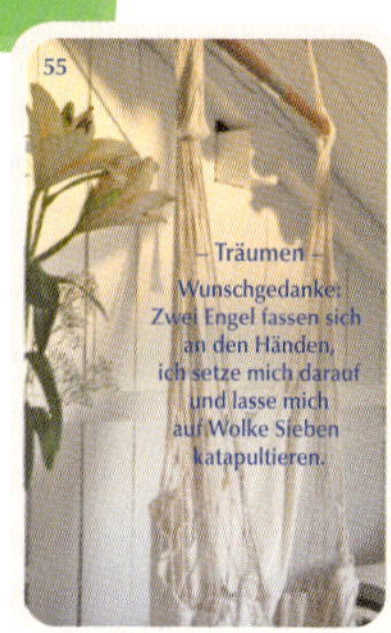
55
– Träumen –
Wunschgedanke:
Zwei Engel fassen sich
an den Händen,
ich setze mich darauf
und lasse mich
auf Wolke Sieben
katapultieren.

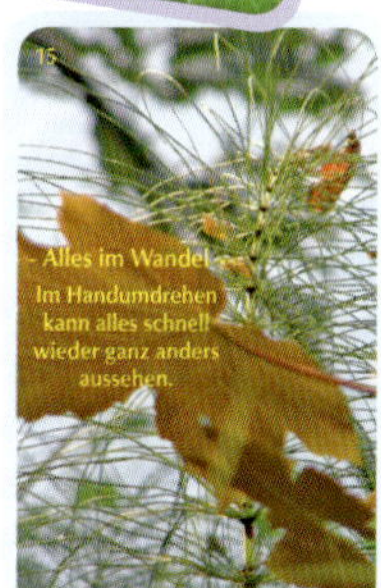
15
– Alles im Wandel –
Im Handumdrehen
kann alles schnell
wieder ganz anders
aussehen.

Erläuterung zu den einzelnen Karten

Im Folgenden gehe ich etwas näher auf die Bedeutung und Aussagekraft der einzelnen Karten ein. Wie schon erwähnt, kann jeder Spruch verschieden ausgelegt werden – nichts ist eindeutig, nichts in unserer Sprache, nichts in unserem Leben und nichts im Kosmos. So kann Ihnen der ergänzende Text etwas näher aufzeigen und erläutern, weshalb Ihre Intuition Sie ausgerechnet diese Karte ziehen ließ.

Etwas zum Schmunzeln ganz nebenbei: Ob Sie es glauben oder nicht, aber wie wichtig die Intuition ist, wurde mir einmal in einem von der Stadtpolizei Winterthur organisierten Selbstverteidigungskurs ans Herz gelegt. Wir wurden geradezu beschworen, immer auf unseren Bauch zu hören, weil der immer wisse, was gut oder schlecht sei. Also los geht's!

1 Führung

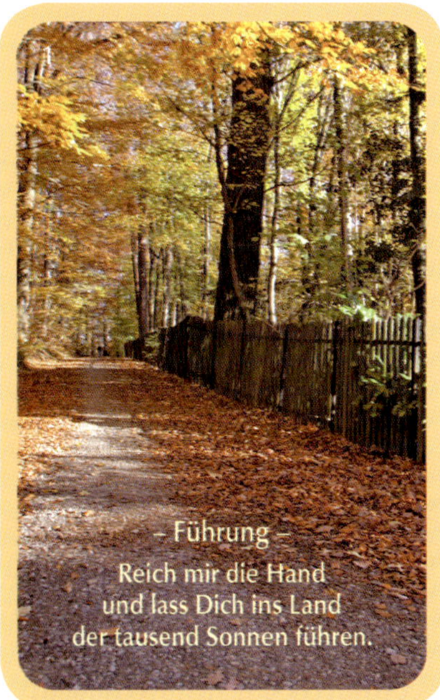
– Führung –
Reich mir die Hand
und lass Dich ins Land
der tausend Sonnen führen.

Diese Karte macht Ihnen bewusst, dass Sie sich jederzeit Ihrer inneren Führung anvertrauen können, die Ihnen gerne über Hindernisse hinweghilft, die Sie dabei unterstützt, Widerstände zu durchbrechen, die Ihnen Rat gibt und Ihnen den Weg weist. Aber fragen und zuhören müssen Sie.

Den Rat sollten Sie annehmen
und danach handeln –
doch den Weg müssen Sie selbst gehen.
Keine Angst, er ist ganz angenehm,
nur die Abwege haben ihre Tücken.

2 Talente

Die Karte zeigt auf, dass Sie schlicht und einfach für sich zu wenig Zeit haben oder sich keine Zeit nehmen, um Ihre Talente in die Tat umzusetzen. Es ist enorm wichtig, dass Sie Ihre Fähigkeiten pflegen. Wenn Sie diese in Ihrem beruflichen Alltag zu wenig einbringen können, dann räumen Sie ihnen privat ganz viel Raum und Zeit ein.

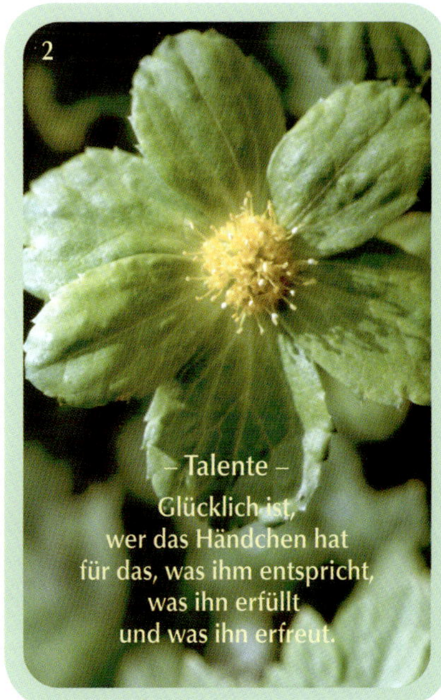
2
– Talente –
Glücklich ist,
wer das Händchen hat
für das, was ihm entspricht,
was ihn erfüllt
und was ihn erfreut.

Sie können dabei Kraft schöpfen, Zufriedenheit erlangen oder sie helfen Ihnen über schwierige Zeiten oder Situationen hinweg.

Noch heute einen neuen Zeitplan aufstellen!

3 Selbstliebe

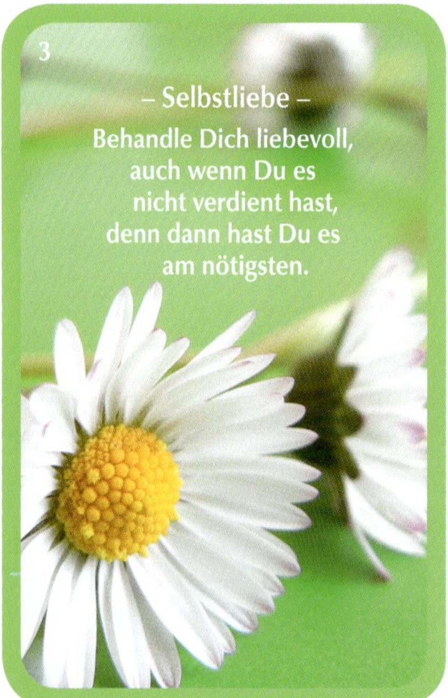
3
– Selbstliebe –
Behandle Dich liebevoll, auch wenn Du es nicht verdient hast, denn dann hast Du es am nötigsten.

Wann haben Sie sich das letzte Mal für etwas belohnt, sich mit einer kleinen Aufmerksamkeit getröstet, sich gelobt, sich Mut gemacht, sich einen Fehler großzügig vergeben? Wenn Sie all das tun – sich trösten, loben, Mut machen, verzeihen –, dann werden Sie sich leicht fühlen und in neuem Licht erstrahlen. Bedenken Sie: So wie Sie sich selbst behandeln, so werden Sie auch von anderen behandelt.

Tun Sie sich Gutes –
jetzt und an jedem folgenden Tag!!!

Manidhara-Mudra

zur Anerkennung des eigenen Selbstwerts

Diese Geste zeigt oft der große Buddha und damit hält und schützt er den so genannten göttlichen Wunsch-Juwel, der in seinem und in jedem Menschenherzen wohnt. Sie sind ein Kind Gottes, deshalb sollten Sie sich auch wie ein solches behandeln – das sind Sie sich selbst und auch Gott schuldig.

- Die Hände sind leicht gewölbt und die Spitzen der Klein-, Ring- und Mittelfinger liegen sanft aneinander.

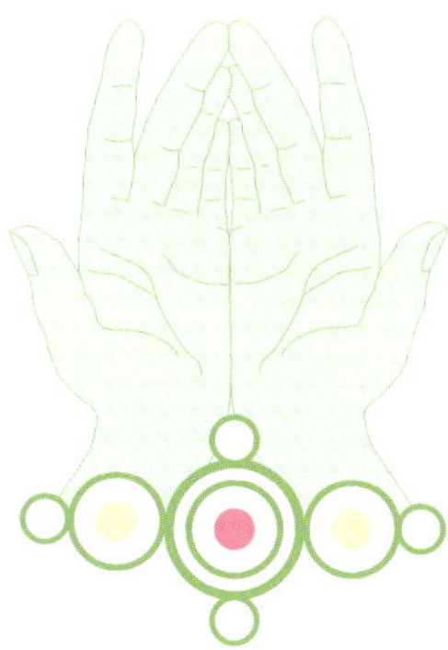

Sie sprechen dazu den Spruch, der auf der Karte steht, mehrmals voller Zärtlichkeit.

4 Großzügigkeit

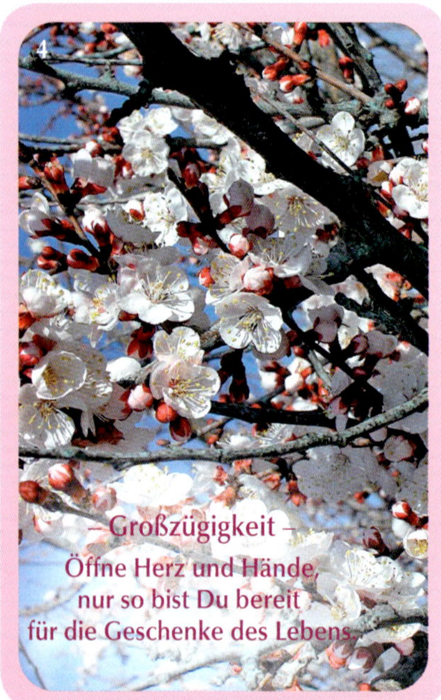
4
– Großzügigkeit –
Öffne Herz und Hände,
nur so bist Du bereit
für die Geschenke des Lebens.

Eine großzügige Geste,
da und dort und immer
wieder eingesetzt,
macht viel Freude.
Es ist, als würden
die offenen Hände
wie Magnete Gutes
und Schönes anziehen;
wundervolle Wunder
geschehen, die das
Leben im Kleinen wie
auch im Großen
bereichern.
Das ist ein
kosmisches Gesetz!

Wie und wo könnten Sie in diesem Augenblick Ihre Großzügigkeit zeigen?

5 Vorsicht

Die Karte rät zur Vorsicht
und warnt vor blindem
Vertrauen.
Wie oft lassen
wir uns etwas vor-
gaukeln und wollen
in einer Sache oder
in einem Menschen
nur das Positive, Gute
und Schöne sehen.
Aufgepasst, alles hat
zwei Seiten und jeder
Mensch ist auch nur
menschlich
(auch unsere Liebsten).

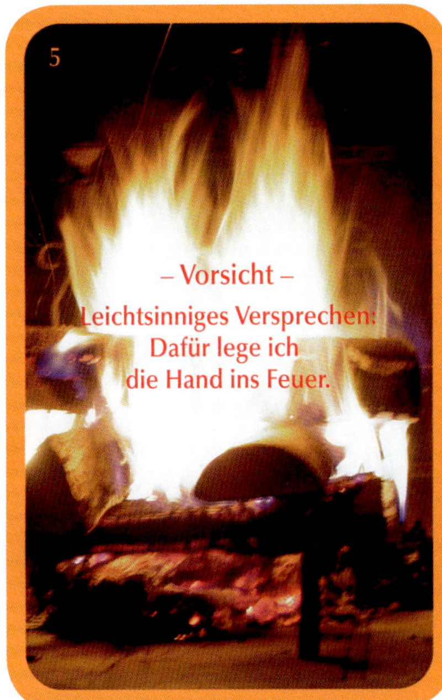
5
– Vorsicht –
Leichtsinniges Versprechen:
Dafür lege ich
die Hand ins Feuer.

6 Lösungen suchen

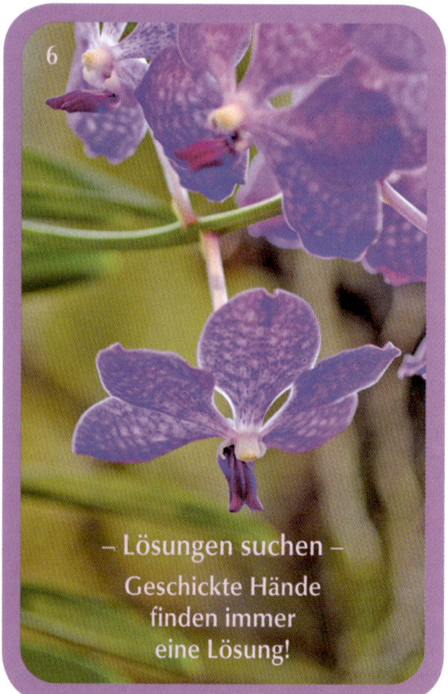

Geschickte Hände weisen auf einen wachen, lebhaften Geist hin; das haben Wissenschaftler herausgefunden. Geschickte Hände finden immer eine Lösung und versuchen sich an verschiedenen Möglichkeiten, sie »pröbeln«, wie man so schön sagt, an etwas so lange herum, bis es klappt. Diese Karte fordert Sie auf, sich Lösungen auszudenken und diese auszuprobieren, bis das Problem gelöst ist (oft genügt es nicht, nur einen einzigen Anlauf zu nehmen). Aber das macht die Sache doch erst recht interessant!

Jnana-Mudra

für mehr Spitzfindigkeit

Wenn man nicht mehr weiter weiß, ist es oft gut, die Sache oder das Problem beiseite zu legen, ein wenig ruhen zu lassen, an etwas anderes zu denken und etwas anderes zu tun. Diesbezüglich hilft die Jnana-Mudra.

Sie richten Ihre Konzentration auf den Atem. Bei beiden Händen legen Sie Daumen und Zeigefinger aneinander. Zuerst stellen Sie Ihre Fragen, danach halten Sie die Hände vor der Stirn, dann etwa gleich lang vor dem Herzen und zum Schluss im Schoß. Die Hände bilden zwei Schalen, mit denen Sie die guten Ideen aus dem Universum auffangen.

7 Vergangenheit loslassen

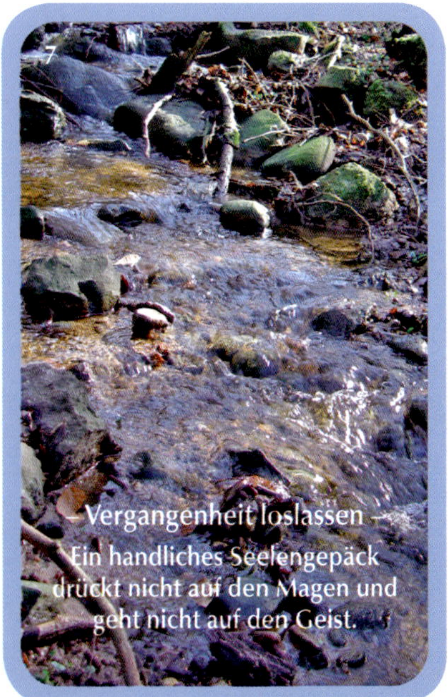
7
– Vergangenheit loslassen –
Ein handliches Seelengepäck
drückt nicht auf den Magen und
geht nicht auf den Geist.

Schicken Sie doch Ihre Vergangenheit einfach den Bach runter. Sie haben einige Lehren daraus gezogen, vielleicht sogar auf schmerzliche Art und Weise, aber jeder Gedanke an vergangenes Unrecht, Verletzungen, Missgeschicke und Ähnliches mehr ist unnütz und bringt außer schlechter Laune gar nichts – weg damit!

Machen Sie sich einen schönen Tag und gönnen Sie sich eine spezielle Freude.

Ksepana-Mudra

um Vergangenes loszulassen

Erinnerungen sind stets auch mit Energien verbunden, die uns immer noch anhaften und uns oft mehr belasten, als wir meinen. Mit der Ksepana-Mudra kann diese oft lähmende Energie zum Abfließen gebracht werden. Dies lässt sich sogar körperlich erfahren, indem einem kalt wird oder man richtigen Schüttelforst bekommt.

Die Finger beider Hände sind verschränkt und die Zeigefinger liegen aneinander. Die Unterarme liegen locker auf den Oberschenkeln auf und die Zeigefinger sind nach unten gerichtet – wie ein Abfluss für die verbrauchte Energie. Sie forcieren nun leicht die Ausatmung.

Sie sehen im Geiste, wie dunkle Flüssigkeit aus den Zeigefingern zur Erde fließt.

Gegen Ende der Mudra drehen Sie die Hände so, dass die Zeigefinger nach oben gerichtet sind, und halten die Hände

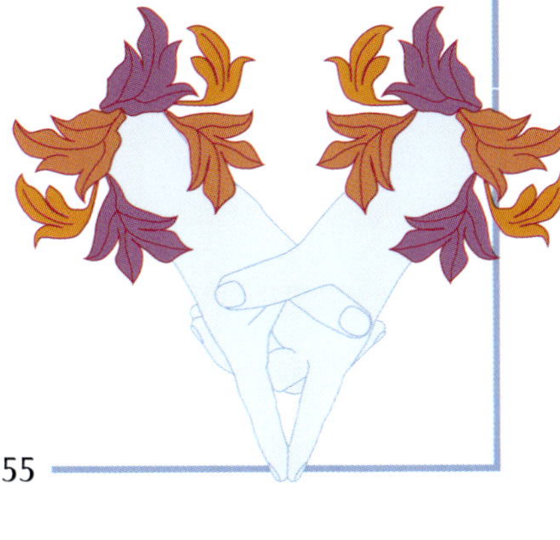

so über dem Kopf. Wieder forcieren Sie dabei leicht die Einatmung.

Nun stellen Sie sich vor,
dass neue Energie
in Form warmen Lichts
von den Zeigefingern aufgenommen wird,
in Ihre Hände fließt
– von da in Ihren Kopf, in Ihr Herz –
und wie sie weiter Ihren
ganzen Körper erfüllt.

8 Keine Erwartungen

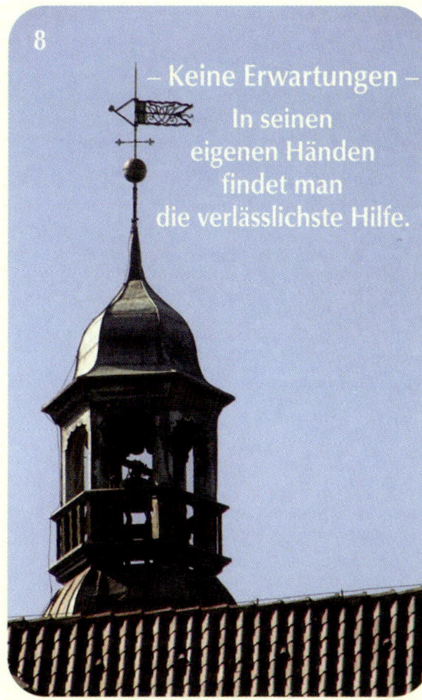
8
– Keine Erwartungen –
In seinen
eigenen Händen
findet man
die verlässlichste Hilfe.

Je weniger man von den anderen erwartet, desto weniger wird man enttäuscht. Es ist leider so. Man hilft sich am besten selbst und oft (ich wage zu behaupten *meistens*) erhält man dann ganz unerwartet Hilfe; oder man wächst über sich selbst hinaus und staunt ganz schön, was man doch alles kann. Einfach so ...

Lassen Sie sich dieses Hochgefühl nicht entgehen – also selbst ist der Mann beziehungsweise die Frau!

9 Sinnfrage

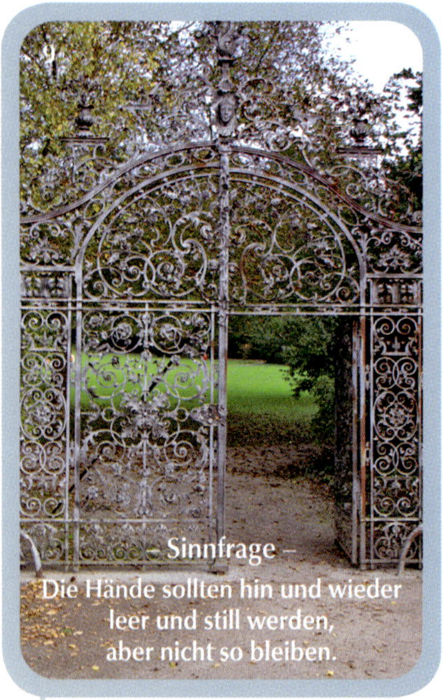
9
– Sinnfrage –
Die Hände sollten hin und wieder
leer und still werden,
aber nicht so bleiben.

Bei dieser Karte geht es um die erneute Sinnfrage. Unser Leben unterliegt einem höheren Sinn, den wir nie ganz ergründen können. Aber wir müssen auch selbst immer wieder Sinn und Ziel in unser Leben bringen. Vielleicht jeden Tag für jemanden beten, etwas Sinnvolles tun, oder an uns selbst arbeiten, indem wir eine Charaktereigenschaft kultivieren oder uns neue Aufgaben und Herausforderungen stellen. Sie finden sicher etwas …

… Stille öffnet das Tor zu neuen Welten.

10 Stütze sein

Das beste Rezept gegen jede nur erdenklich negative Stimmung oder gegen Gefühle der Hilflosigkeit, Sorgen und Ängste sind die Liebesdienste oder die netten Überraschungen, die wir *ganz ohne Erwartungen* anderen zukommen lassen. Schon meine Großmutter sagte: Geh und hilf einem anderen und du vergisst deine eigenen Probleme!

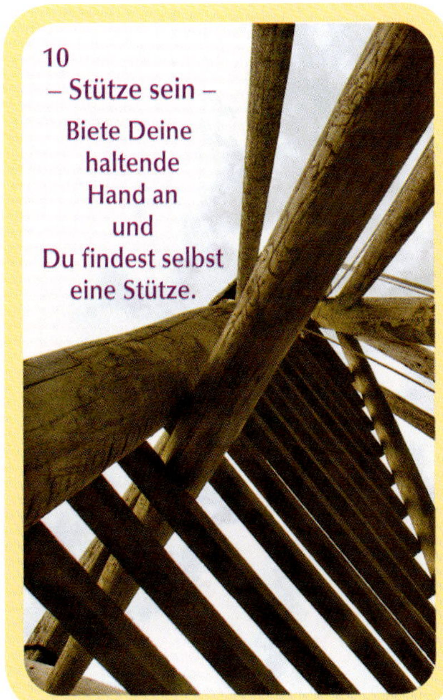
10
– Stütze sein –
Biete Deine
haltende
Hand an
und
Du findest selbst
eine Stütze.

Einfach ausprobieren!

11 Berührung

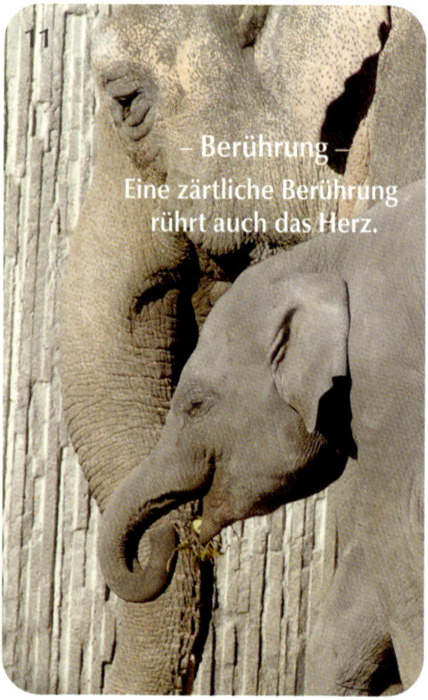

Eine verständnis- und liebevolle Berührung bewirkt mehr als tausend Worte. Sie wirkt immer in beide Richtungen – sie tut dem Berührenden wie auch dem Berührten gut. Unsere Lieben, unsere Haustiere, das Pferd hinter dem Gatterzaun, oder selbst Fremde können wir in unseren Gedanken oder mit unseren Händen liebevoll und sanft berühren.

Dabei spüren wir,
wie dies unser eigenes Herz wärmt.

Niwa-Mudra

zur Stärkung des Herzens

Forschungen haben ergeben, dass starke Gefühle wie beispielsweise Liebe, Güte und echte Hilfsbereitschaft eines starken Herzens bedürfen. Die erste, das Herz stärkende Übung, kommt aus China und die zweite, die Mudra, aus Indien.

❋ Einen Baum umarmen: Sie stehen aufrecht, die Füße sind nach vorn ausgerichtet und die Beine leicht gebeugt. Nun die Arme auf Brusthöhe heben und so halten, als wollten Sie einen Baum umarmen; die beiden Mittelfinger sind nur einige Millimeter auseinander. Die Arme einige Atemzüge lang so halten (bis sie ermüden) und dann die folgende Mudra halten:

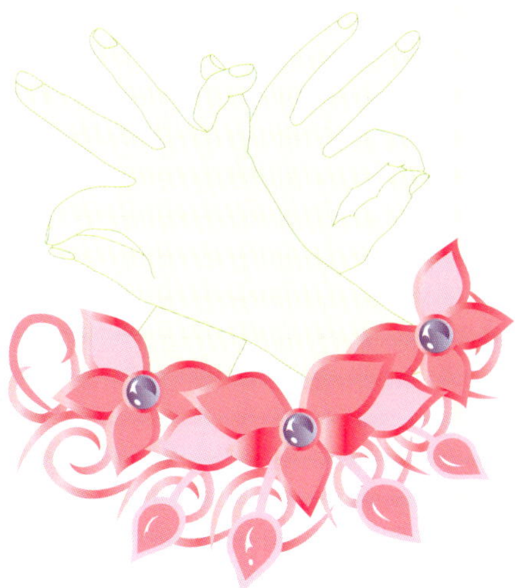

- Niwa-Mudra: Die Hände sind vor der Brust gekreuzt, beide Handinnenflächen sind nach außen gedreht, die Kleinfinger verschränkt, Daumen und Zeigefingerkuppen liegen aneinander.

Sie schließen die Augen,
setzen ein Lächeln auf
und senden mit jedem Atemzug
einem Mitmenschen einen Kuss
(die Luft ganz langsam durch die gespitzten
Lippen ausströmen lassen).

12 Geistige Frische

Sie brauchen offenbar mehr Energie, und die kommt nicht vom Seufzen, Kopfhängenlassen und müden Herumhängen. Fenster auf, einige Mal tief durchatmen und ein Glas Wasser trinken! Legen Sie beschwingte Musik auf, klatschen und reiben Sie die Hände, summen Sie die Melodie mit oder singen und tanzen Sie dazu.

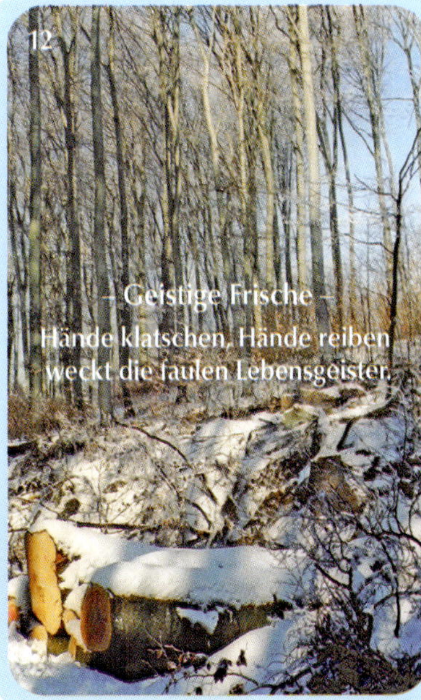
12
– Geistige Frische –
Hände klatschen, Hände reiben
weckt die faulen Lebensgeister.

Öffnen Sie die Arme weit und noch weiter,
als wollten Sie die ganze Welt umarmen.
Das wird Sie wunderbar erfrischen!

13 Wagemut

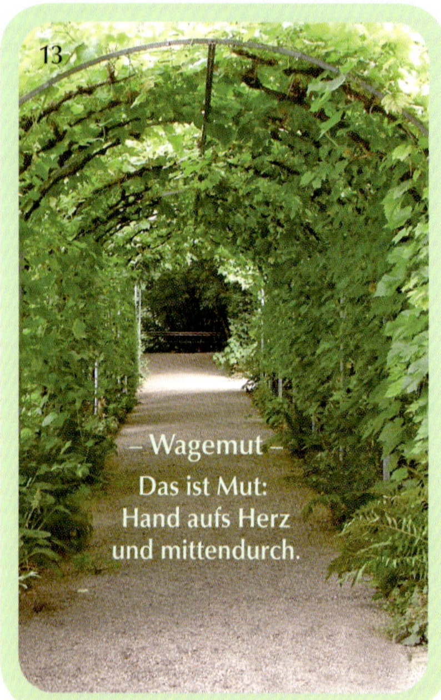
13
– Wagemut –
Das ist Mut:
Hand aufs Herz
und mittendurch.

Ganz sicher ist uns nur die Unsicherheit! Wir sind nie ganz sicher, wie etwas enden wird; das macht doch das Leben erst richtig spannend. Egal in welcher Situation Sie sich jetzt befinden, Sie handeln oder Sie gehen vorwärts – das rät Ihnen Ihre innere Weisheit. Es wird sicher gut werden und das Richtige für Sie sein.

Sie kommen immer ans Ziel,
ob auf dem direkten oder dem indirekten Weg!

Courage-Mudra

zur Beseitigung von Hindernissen

Brauchen Sie etwas mehr Wagemut in Ihrer jetzigen Lebenslage, dann empfehle ich Ihnen diese Haltung:

- Sie legen die linke Hand schützend auf Ihr Brustbein und die rechte ist erhoben wie ein Schild, als wollten Sie jemanden oder etwas mit einem Stopp auf Distanz halten. Übrigens: Das Wort Stopp ist ein fantastisches Mantra – Sie sprechen oder schreien es mehrmals laut und kräftig und können damit so richtig in Fahrt kommen.

Wünschen Sie sich ganz allgemein etwas mehr Mumm, eignet sich diese Courage-Mudra hervorragend:

- Sie strecken die Arme nach vorn, machen mit der linken Hand eine Faust, legen die rechte darum, die Handballen beider Hände liegen aneinander und die Daumen sind nach oben gestreckt.

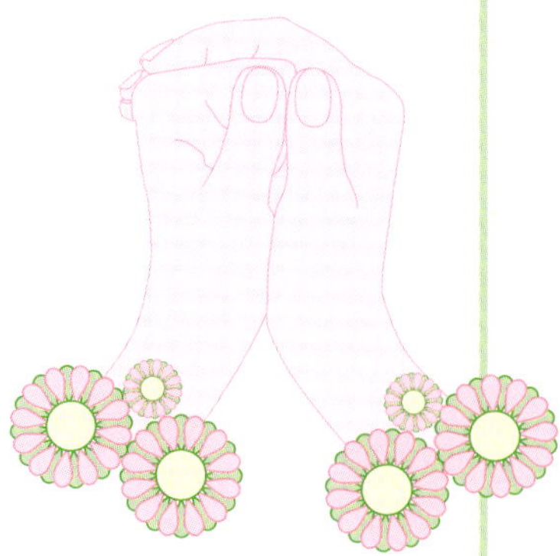

Mein Tipp: Am besten praktizieren Sie diese beiden Mudras stehend, das eine Bein etwas nach vorn gestellt, das heißt Sie nehmen dabei eine kriegerische Haltung ein und sprechen den Karten-Spruch wie ein Mantra mehrmals mit fester und tiefer Stimme. Da Sie diese Mudras stehend praktizieren, bleiben Sie nur kurz in der Stellung, machen sie aber täglich mehrmals. Ihre Körperhaltung und Ihre Stimme geben damit Signale an Ihre Hormondrüsen ab, die dadurch Kampfhormone ausschütten. Sie werden staunen, was da alles mit Ihnen passiert und wie Sie energetisiert werden!

Das ist Mut:
Hand aufs Herz
und mitten durch.

14 Freundschaft

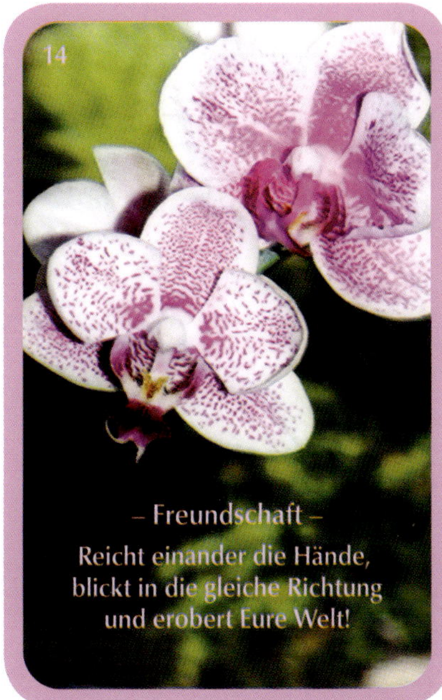
14
– Freundschaft –
Reicht einander die Hände,
blickt in die gleiche Richtung
und erobert Eure Welt!

Pflegen Sie Ihre Beziehung und Ihre Freundschaften? Räumen Sie sich dafür genug Zeit ein? Diese Karte weist Sie darauf hin. Warten Sie nicht, bis Sie dafür Zeit haben – die Pflege der Freundschaften ist so wichtig wie die tägliche Dusche. Lösen Sie sich von Freundschaften, die Ihnen nicht mehr entsprechen oder gar schaden. Seien Sie offen für neue Begegnungen.

Gute Freundschaften sind die Stütze und die Würze des Lebens.

15 Alles im Wandel

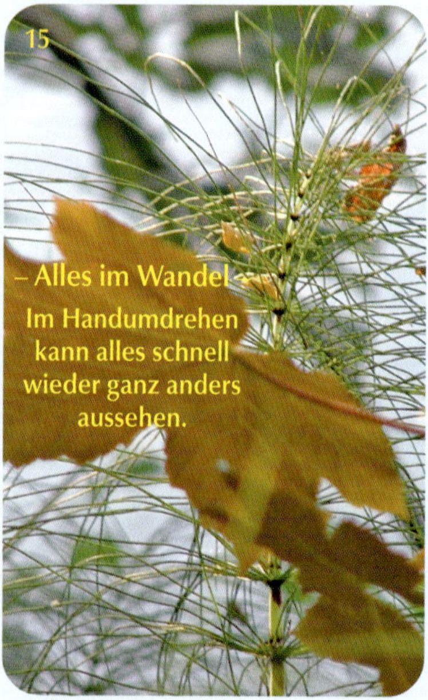
15
– Alles im Wandel –
Im Handumdrehen
kann alles schnell
wieder ganz anders
aussehen.

Nur die immerwährende
Veränderung ist uns
gewiss – das ist der Lauf
der Dinge.
Laufend ändern Sie
sich selbst, ebenso
ändern sich
Ihre Mitmenschen
und die Umstände.
Was gestern so
oder so war, ist heute
schon wieder anders,
oder Sie empfinden es
anders. Aber Sie dürfen
auch gerne ein wenig
nachhelfen.

Akzeptieren Sie nur, was Ihnen guttut.
Alles andere modulieren Sie so lange,
bis es zu Ihnen passt.

Narayana-Mudra

für inneren Halt

Die Mudra ist der Gottheit Narayana geweiht und bedeutet »Gott im Menschen und Mensch in Gott«. Viele Veränderungen machen uns Sorgen und werfen uns aus dem seelischen Gleichgewicht. Da gilt nur eins: Gott als Anker zu nutzen und sich unter seine Obhut zu stellen, bis die Stürme vorbei sind. Mit der Narayana-Mudra geben wir uns selbst Halt und die innere Balance stellt sich wieder ein.

- Sie umfassen mit Mittel-, Ring- und Kleinfinger der rechten Hand den linken Daumen und den rechten Zeigefinger mit den Fingern der linken Hand.

Während der Ausatmung
stellen Sie sich vor,
wie Wurzeln
aus dem Becken
in die haltende und
nährende
Erde
wachsen.

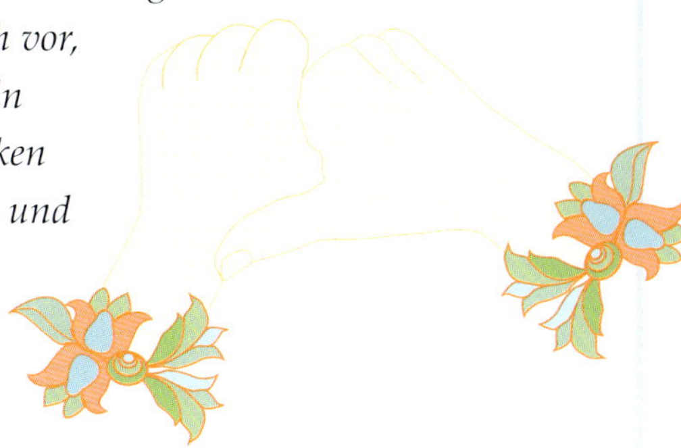

16 Herzensfrage

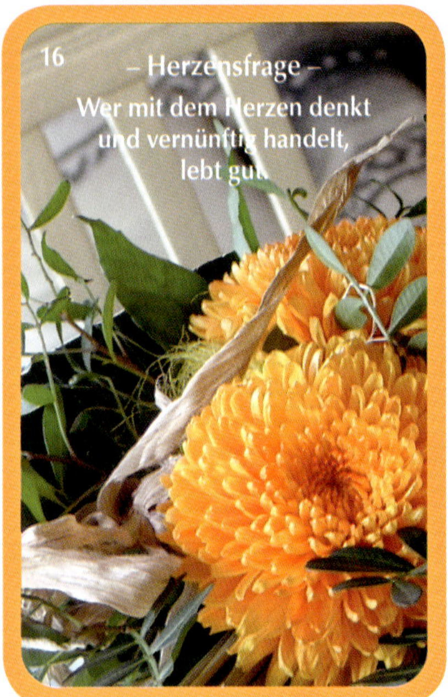
16
– Herzensfrage –
Wer mit dem Herzen denkt
und vernünftig handelt,
lebt gut.

Stimmt das, was Sie wollen, auch mit Ihrem Herzen und mit Ihrem Bauch überein, oder wollen Sie es nur mit Ihrem Kopf durchsetzen? Wichtig ist, dass wir lernen, Fragen nach innen zu stellen – und noch wichtiger ist es, die richtigen Fragen richtig zu stellen, denn nur so bekommen wir Antworten, die für uns stimmig sind.

Dies lernen wir, indem wir eine Frage
mehrmals wiederholen,
aber den Wortlaut jedes Mal verändern.

Padyam-Mudra

um innere Klarheit zu schaffen

Die Padyam-Mudra weist vom Namen her auf die Füße hin (es soll »von Grund auf« stimmen) und stärkt unsere Körpermitte, wo auch die innere klare Sichtweise ihren Sitz hat.

- Sie legen dabei bei beiden Händen Zeige-, Mittel-, Ring- und Kleinfinger der einen Hand auf die Handmitte der anderen und halten die Hände auf Magenhöhe.

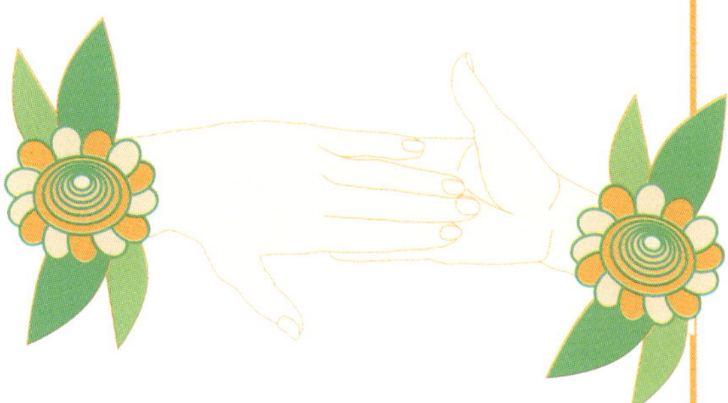

Nun stellen Sie Ihre Fragen.
Danach werden Sie ruhig und konzentrieren sich wieder auf den Atem, damit auch Ihre Gedanken Ruhe finden. In dieser Ruhe formen sich die Antworten, die Ihnen zur gegebenen Zeit (es ist immer die richtige) offenbart werden.

17 Das richtige Maß

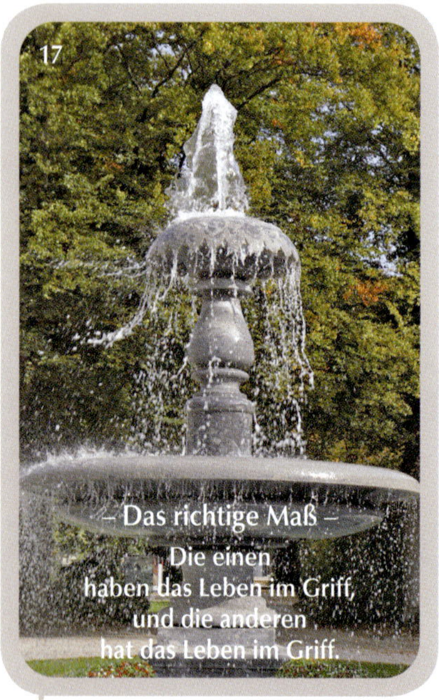
17
– Das richtige Maß –
Die einen
haben das Leben im Griff,
und die anderen
hat das Leben im Griff.

Könnte es sein, dass einfach alles oder vieles ein bisschen zu viel ist? Setzen Sie sich selbst zu viel unter Druck oder lassen Sie sich von anderen unter Druck setzen – gerade das letztere kann oft ganz subtil geschehen, sogar mit Schmeicheleien.

Bringen Sie wieder
das richtige Maß in Ihr Leben,
Sie müssen nicht in allem perfekt sein und
dürfen auch hin und wieder nein sagen.

Rad-Mudra

zur inneren Balance

Die Rad-Mudra steht für Veränderung, Vergänglichkeit und ewigen Wechsel von Auf und Ab. Wenn wir dies in Bezug zu unserer Lebenszeit bringen, dann wird alles nicht mehr so wichtig. Oft bedarf es des Innehaltens, um sich wieder auf das Wesentliche zu besinnen und um Unwichtiges oder Druck durch Mitmenschen beiseite zu stellen.

❋ Bei beiden Händen liegen Daumen und Zeigefinger aneinander, die anderen Finger sind gestreckt. Die linke Hand weist mit der Handinnenfläche zum Herzen und die rechte mit dem Handrücken.

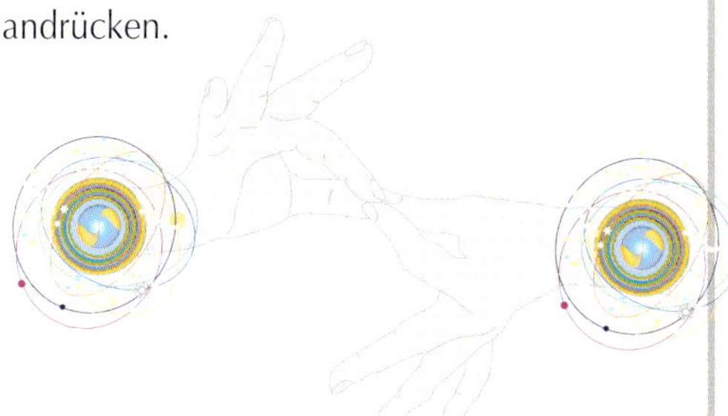

Versuchen Sie, Ihr jetziges Leben
aus der Zukunft zu sehen, und überlegen Sie,
was dann für Sie noch wichtig sein wird.

18 Jetzt handeln

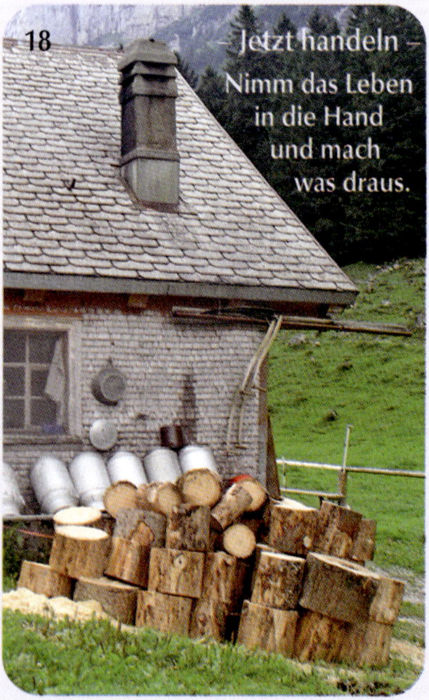
18
– Jetzt handeln –
Nimm das Leben
in die Hand
und mach
was draus.

Oft verlassen wir uns viel zu viel und zu lange auf die günstigen Umstände oder auf unsere Mitmenschen, die für uns Abwechslung, Freude und Glück ins Leben bringen sollen. Das kosmische Gesetz hat dies aber anders vorgesehen. Dafür sind wir selbst zuständig.

Also: Rege werden,
unseren Erwartungen selbst nachkommen
und den Humor nicht auf der Strecke lassen.

Willens-Mudra

für inneren Antrieb

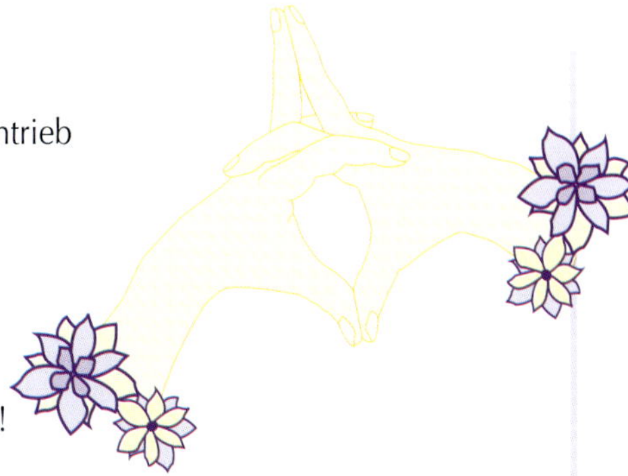

Früher sagten die
Bauern bei uns:
Los – in die Hände
spucken und anpacken!

Dieser Spruch macht noch mehr Sinn, wenn man die Energieströme der Hände kennt. Bevor Sie die Mudra formen, reiben Sie die Hände, bis sie richtig warm sind. Danach klopfen Sie mit der rechten Faust das linke Handgelenk rundherum ab, dasselbe machen Sie mit dem anderen Handgelenk.

Nun verschränken Sie alle Finger bis auf die Daumen und die Mittelfinger, die Sie aneinander legen. Die Hände halten Sie auf Magenhöhe.

Sie stellen sich vor, wie Sie eine anstehende Sache erledigt haben, sowie die Genugtuung und Freude, die Sie dabei empfinden. »Mein Wille wandelt sich zu Lust und Begeisterung beim Anpacken, Durchhalten und dem Zuendeführen.«

19 Dienst erweisen

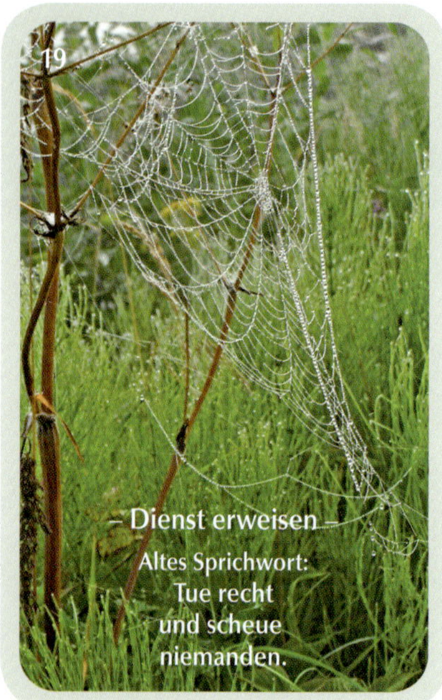
19
– Dienst erweisen –
Altes Sprichwort:
Tue recht
und scheue
niemanden.

Sind Sie wieder einmal in die Falle geraten, die lautet: Ich will es allen recht machen? Damit tun Sie den anderen wie auch sich selbst keinen Dienst. Sicher sollen wir rücksichtsvoll sein, aber die Forderungen und Erwartungen unseres Umfelds sollten wir doch immer wieder neu überprüfen, ebenso, was wir von uns selbst erwarten oder fordern.

Wie wollen wir es allen recht machen,
denn oft können wir es ja nicht einmal uns selbst
recht machen …

20 Vergebung

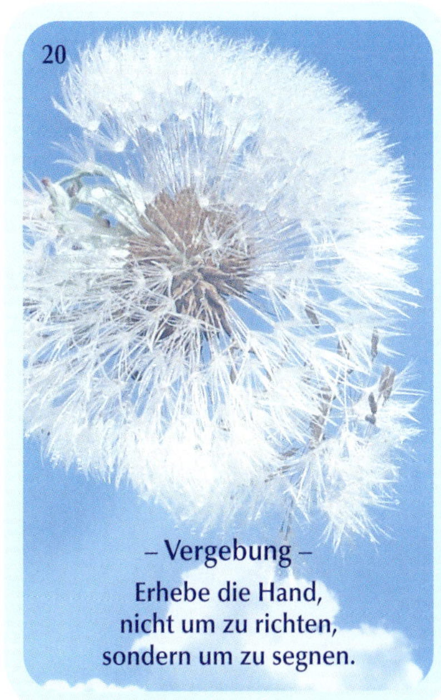
20
– Vergebung –
Erhebe die Hand,
nicht um zu richten,
sondern um zu segnen.

Nur Verletzte verletzen, nur Gedrückte drücken, nur Gestresste stressen. Verurteilung und Groll nützen uns gar nichts, sondern vergiften uns – weg damit! Vergebung schafft innere Freiheit und bringt Leichtigkeit. Vergebung zieht Menschen in unser Leben, die uns helfen und vieles, was andere uns nicht geben konnten, mit Gutem vergelten. So ist es, ich durfte dies schon selbst erfahren.

Vergebung ist wie ein Licht, das alles verzaubert, unser Herz wärmt und es öffnet für die Güte, die Gnade, die Liebe Gottes.

21 Ärger

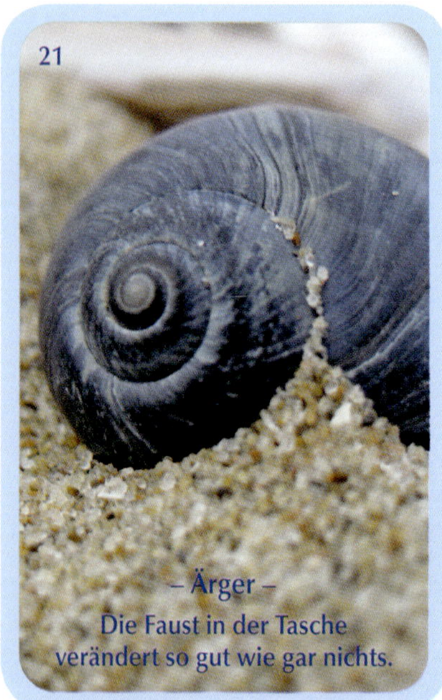
21
– Ärger –
Die Faust in der Tasche
verändert so gut wie gar nichts.

Mutig und gut überlegt
sollten Sie jetzt zum
Ausdruck bringen,
was Sie bedrückt oder
ärgert oder stresst oder
traurig stimmt, denn es
bringt Ihnen gar nichts,
wenn Sie missmutig
vor sich hinschmollen
oder wenn Sie sich
in Ihrem kuscheligen
Schneckenhaus verkriechen (dort lösen
sich überhaupt keine
Probleme).

Also Daumen hoch! Fassen Sie sich und sprechen oder handeln Sie – jetzt!

Ahamkara-Mudra

für Selbstsicherheit und Selbstvertrauen

Den Rat zu folgen, mit Gelassenheit für sich selbst einzustehen, ist nicht immer einfach, denn dazu braucht es doch eine gute Portion Selbstsicherheit; dazu verhilft Ihnen die Ahamkara-Mudra.

- Sie legen bei beiden Händen den Daumen an das mittlere Zeigefingerglied, die anderen Finger sind gestreckt.

Zuerst denken Sie in aller Ruhe, wie Sie sich verhalten wollen, und danach stellen Sie sich das positive Ergebnis vor.

Gerade das letztere wird Ihnen
vielleicht nicht leicht fallen –
tun Sie es trotzdem,
es lohnt sich.
Dass als Folge
ein kleines
Wunder passiert,
ist nicht ausgeschlossen.

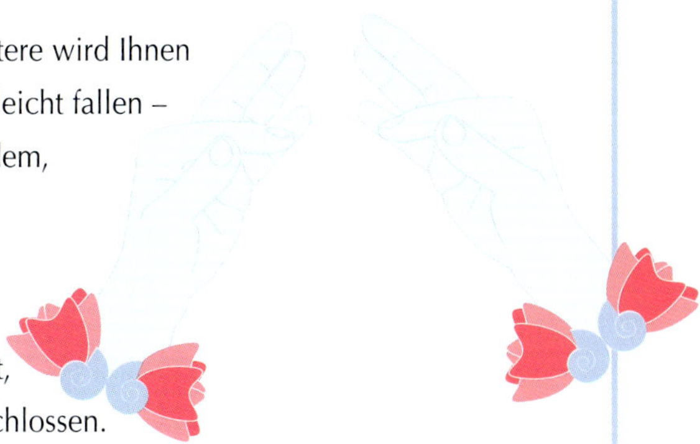

22 Alltagsplanung

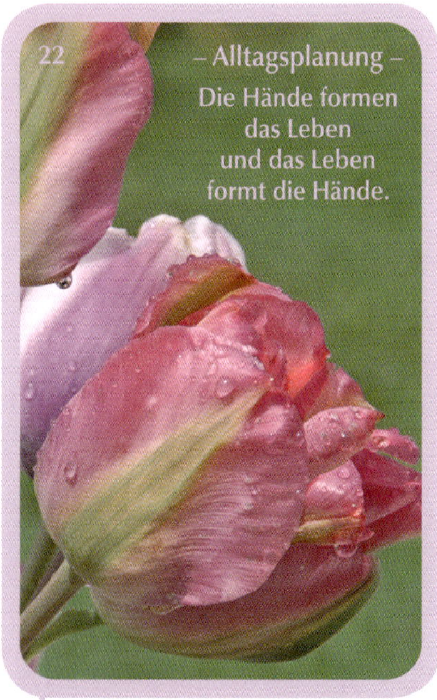
22
– Alltagsplanung –
Die Hände formen
das Leben
und das Leben
formt die Hände.

Egal wie schwer unser Geschick uns erscheinen mag, wir können trotzdem Schönes und Erfreuliches in den Alltag bringen. Oft vergessen wir vor lauter Sorgen schlichtweg, etwas zu tun oder zu genießen, was uns Freude bereitet. Diese Karte rät, darüber nachzudenken und fündig zu werden – etwas Gutes kochen oder backen, singen, Mandala malen, Sudoku lösen, Ausflug unternehmen, Lieblings-CD auflegen, einen frischen Blumenstrauß in einer schönen Vase arrangieren, Thriller lesen, Freundin anrufen (aber nicht jammern) usw. usw.

Kula-Mudra

zur Planung des Alltags

Mit einer weisen Planung des Alltags kann über viel Schweres hinweggeholfen werden und alle Beteiligten profitieren davon. Die Kula-Mudra regt unser Denkorgan auf ganz besondere Weise an.

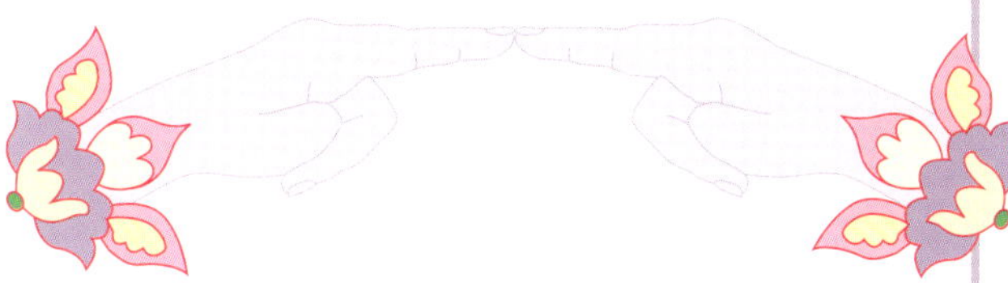

❋ Sie halten die Spitzen beider Zeigefinger zusammen, die anderen sind rund um den Daumen gelegt und zur Faust geschlossen. Nun planen Sie im Geiste Ihre nächsten Tage, aber nicht nur was zu tun ist, sondern auch was Ihnen Freude macht und Sie von Ihren Sorgen und Verpflichtungen ablenkt. Am besten schreiben Sie Ihre Ideen nach der Mudra-Sitzung auf und hängen die Notiz an Ihren Spiegel im Badezimmer (da, wo Sie morgens hineinlächeln).

23 Friedfertigkeit

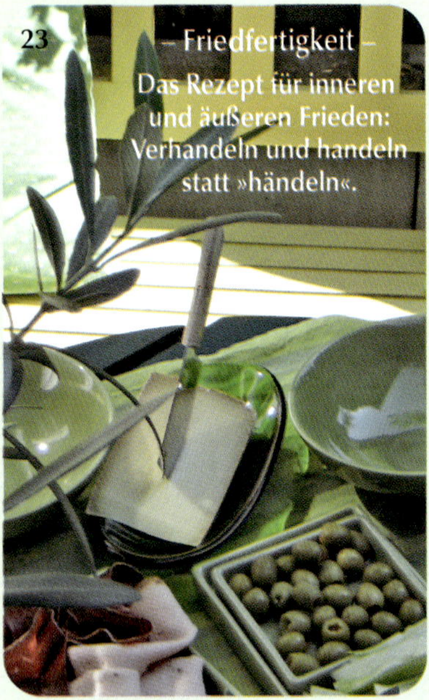
23
– Friedfertigkeit –
Das Rezept für inneren
und äußeren Frieden:
Verhandeln und handeln
statt »händeln«.

Wir müssen unseren
Mitmenschen so nehmen,
wie er ist, und da nützt
aller Missmut
und Ärger nichts.
Aber sicher findet man
gemeinsam einen Weg,
dass man trotzdem in
Frieden und Eintracht
zusammenleben kann.
Reichen Sie als Erste/r
die Hand zur friedlichen
Verhandlung,
denn wo ein Wille,
da ein Weg.

In jedem Menschen steckt ein guter Kern –
aber suchen und finden müssen Sie ihn!

24 Durchblick

Achtung: Die meisten
Probleme entstehen,
weil wir einer Sache
nicht auf den Grund
gehen, nur die eine
Seite sehen oder
die Übersicht verlieren.
Wir verharren
in Sturheit,
gewöhnlich aus
lauter Angst vor dem
Ungewohnten
und Unbekannten.

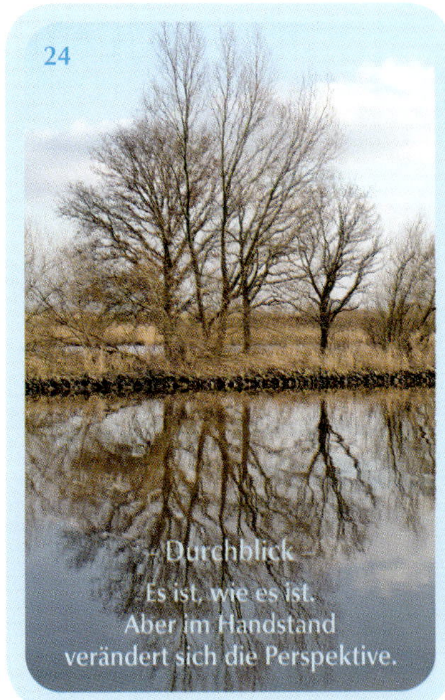
24
– Durchblick –
Es ist, wie es ist.
Aber im Handstand
verändert sich die Perspektive.

Die Karte rät, was immer es ist, der Sache auf den Grund zu gehen und sie von allen Seiten her nochmals genau zu betrachten.

25 Positive Vorstellung

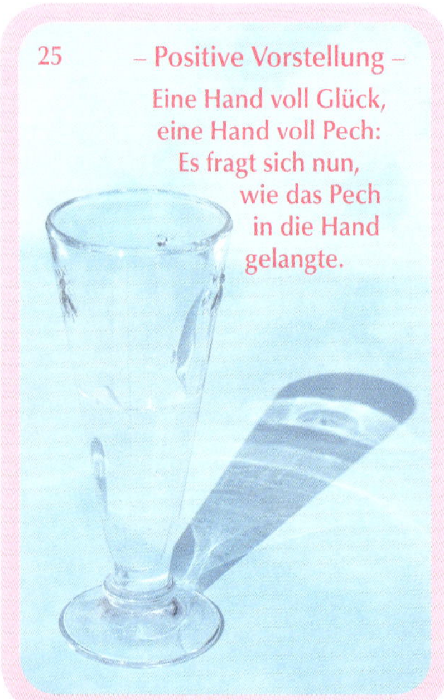
25
– Positive Vorstellung –
Eine Hand voll Glück,
eine Hand voll Pech:
Es fragt sich nun,
wie das Pech
in die Hand
gelangte.

Diese Karte zeigt an,
dass Ihre Zuversicht und
Ihre positive Einstellung
zurzeit im Argen liegen.
Vorsicht ist immer gut,
aber zu viel macht
pessimistisch und das ist
verheerend. Was wir uns
vorstellen, neigt dazu,
Wirklichkeit zu werden.
Also aufgepasst: sich
immer das vorstellen,
was man will und wie
man es haben will.
So wird es werden –
es ist so!

Kubera-Mudra

zur Erfüllung seiner Wünsche und Ziele

Es lohnt sich, nicht nur hin und wieder, sondern regelmäßig und jeden Tag sich kurz seine Wünsche und Ziele bewusst zu machen und sich vorzustellen, was man will und wie man es genau haben will. Kubera, dem die Mudra geweiht ist, ist der Gott des Erfolgs und des Reichtums.

- Sie legen bei beiden Händen die Spitzen der Daumen, Zeige- und Mittelfinger aneinander, die anderen Finger sind gestreckt.

Sie kreieren nun einen Film, der Ihren Erfolg und Ihre erfüllten Wünsche und Ziele dokumentiert.

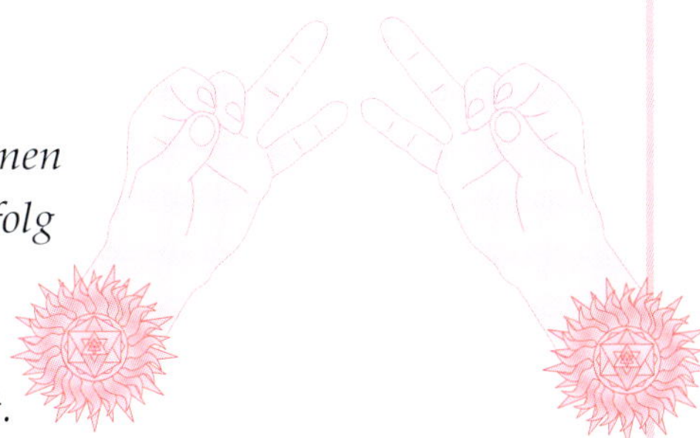

Sie spüren die positive Schwingung der Bilder in jeder Körperzelle. Es ist, als würden sie tanzen und singen – und Sie freuen sich von ganzem Herzen.

26 Fokussierung

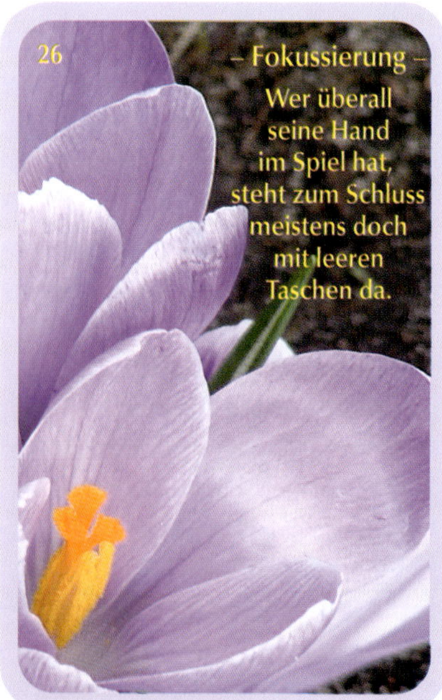
26
– Fokussierung –
Wer überall
seine Hand
im Spiel hat,
steht zum Schluss
meistens doch
mit leeren
Taschen da.

Weniger kann mehr sein,
sich auf das Wesentliche
besinnen, was ist
hier und jetzt
wirklich wichtig?
Die Besinnung und die
Konzentration auf
das Wesentliche
und das Loslassen
von Unwichtigem
entstresst sofort und
gründlich, Lasten und
Bürden fallen von einem
und man kann wieder
tief auf- und durchatmen.

In den Zeiten der Muße offenbaren sich die Schönheiten des Lebens.

Sitapatra-Mudra

um den Blick für das Wesentliche zu schärfen

Die Angst vor dem Vergessenwerden oder der Einsamkeit, wenn man nicht da und dort und überall dabei ist, kann dazu verleiten, seine eigenen Bedürfnisse zurückzustellen. Aber ein Freund sagte letzthin zu mir lachend: »Seit ich mich von der Gesellschaft etwas zurückgezogen habe, rennt sie mir nach!« Auch ich kann das bestätigen. Man ist nicht so schnell vergessen und die Menschen suchen regelrecht die Gemeinschaft mit jemandem, der fröhlich, positiv und mitfühlend ist. Was man ausstrahlt, ist der springende Punkt, und die Anziehungskraft. Stress hingegen ist der schlimmste Charisma-Killer.

Die Sitapatra-Mudra
weist dem Namen nach
auf Tanz, Leichtigkeit
und Freude hin.
Mit Sitapatra sind die klingenden
Glocken an den Ketten der
Tänzerinnen gemeint.
Der Druck durch den Zeigefinger
in der Handmitte zentriert, und damit

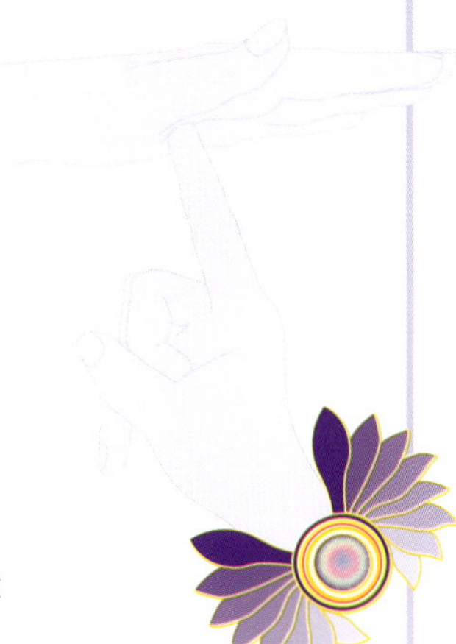

aktivieren wir auch die Einsicht – das Sehen und Spüren nach innen.

❉ Sie beugen die Finger der rechten Hand ganz ohne Druck nach innen und strecken den Zeigefinger nach oben. Nun legen Sie die linke Hand wie ein Dach darüber und halten so die Hände auf Halshöhe.

Sie beobachten nun den Atem und stellen sich vor,
wie eine feurige Kugel während der Einatmung
vom Beckenboden durch die Wirbelsäule
nach oben zum Schädeldach steigt,
während der Ausatmung
sinkt sie wieder ins Becken.
Das Licht der Kugel ist die kosmische Energie,
die Ihre Mitte stärkt,
Ihr Herz wärmt,
Ihren Geist zum Leuchten bringt
und Ihr Charisma
wieder neu erstrahlen lässt.

27 Kontrolle

Diese Karte ist eine Warnung!

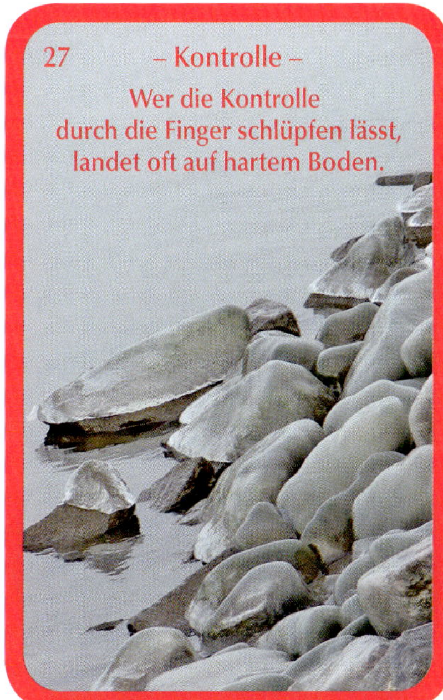
27
– Kontrolle –
Wer die Kontrolle
durch die Finger schlüpfen lässt,
landet oft auf hartem Boden.

Alles was wir sagen, tun oder denken, hat ein *entsprechendes Nachspiel.* Wenn wir unseren Gefühlen nachgeben, so mag uns ein Ausbruch vorerst guttun, aber danach müssen wir die Konsequenz tragen – und oft bereuen wir unsere Worte oder unser voreiliges Handeln.

Sie geben klar und deutlich bekannt,
was Sie nicht wollen und was Sie wollen.
Dann suchen Sie mit den Beteiligten Lösungen
– jeder gibt ein bisschen vor und nach
und alle profitieren davon.

28 Entscheidung

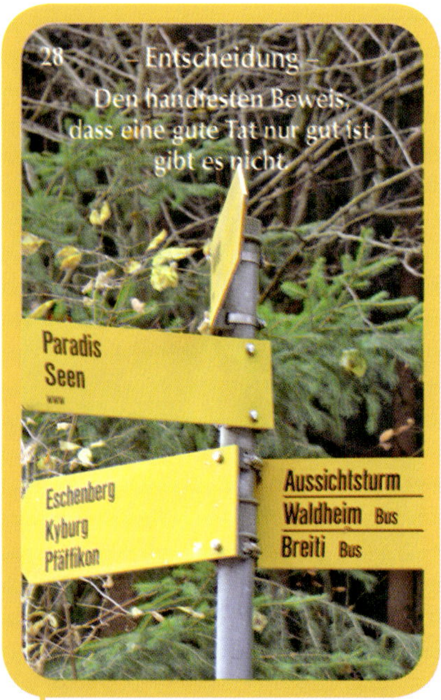

Schluss mit dem Zweifeln! Entscheiden Sie sich! Sie schreiben auf diverse Zettel, für was Sie sich entscheiden müssen, mischen diese und ziehen mit geschlossenen Augen einen davon. Kurz und gut – Sie haben sich nun richtig entschieden – der Bauch weiß, was für Sie richtig ist, obwohl dies nicht immer der leichteste Weg sein mag.

Es ist aber der richtige Weg,
und im Nachhinein wird sich das bestätigen.

Naga-Mudra

um sich schnell und richtig zu entscheiden

Bevor Sie die Zettel mischen, ist es gut, wenn Sie für einige Minuten still und leer werden. Dazu formen Sie die Naga-Mudra, die der weisen Schlangenkönigin gewidmet ist.

- Sie halten die Hände vor der Brust gekreuzt und auch die Daumen sind gekreuzt. Ihre volle Konzentration halten Sie auf den Atem gerichtet. Nun verlängern Sie die beiden Pausen – die eine nach dem Einatmen und die andere nach dem Ausatmen – ein bisschen. Nach einigen wenigen Minuten sind Sie bereit, die Entscheidung zu treffen.

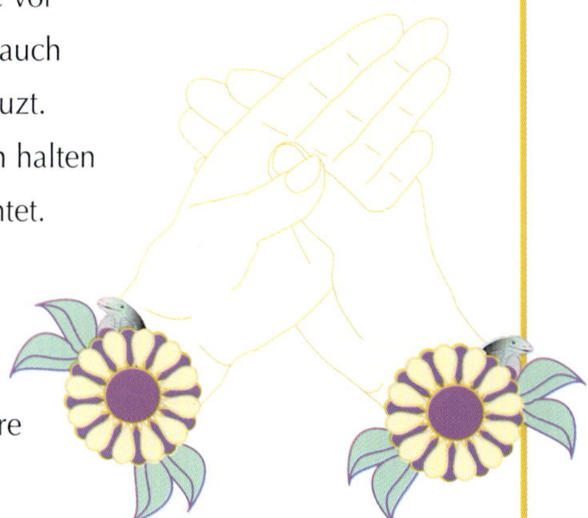

29 Chancen

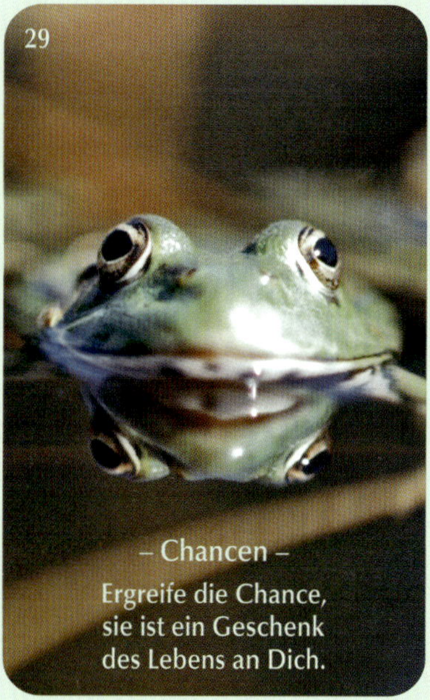
29
– Chancen –
Ergreife die Chance,
sie ist ein Geschenk
des Lebens an Dich.

Die meisten Chancen
springen uns nicht nach
oder an oder breiten sich
offen vor uns aus;
aber wenn wir achtsam
sind, bemerken wir sie.
Diese Karte weist Sie
darauf hin, dass etwas
in der Luft liegt
in einem Bereich,
der Sie momentan
beschäftigt.
Also gut hingucken,
hinhören und nachspüren
– es tut sich was!

Und wenn die Chance da ist –
mit beiden Händen ohne Zaudern zupacken!

Yampasham-Mudra

um Chancen wahrzunehmen

Mit dieser Mudra vitalisieren Sie den Zeigefinger und der birgt das Thema Selbstwertgefühl, Selbstsicherheit, Selbstvertrauen. Stellen Sie sich selbst erneut an die erste Stelle in Ihrem Leben; und geben Sie Acht, Ihre ureigene Chance wartet auf die Entdeckung.

- Sie umfassen beide Daumen mit Mittel-, Ring- und Kleinfinger und verhaken die Zeigefinger miteinander. Die rechte Handinnenfläche zeigt nach unten und die linke zum Herzen hin.

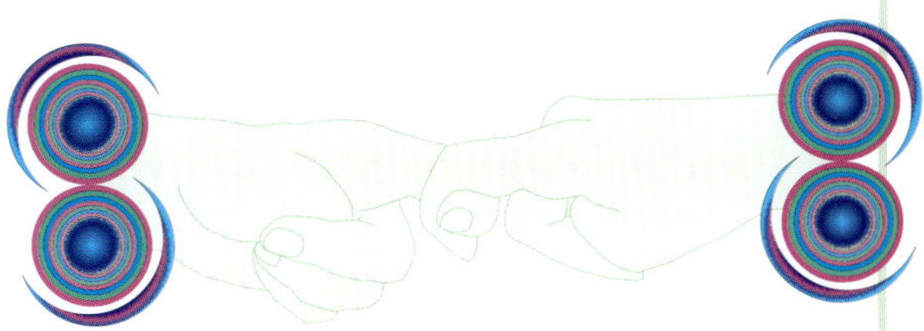

Sie versenken sich dabei geistig in Ihren Atem
oder stellen sich einen Himmel
voller kleiner Wolken vor,
und eine davon bringt Ihnen Ihre Chance.

30 Trost

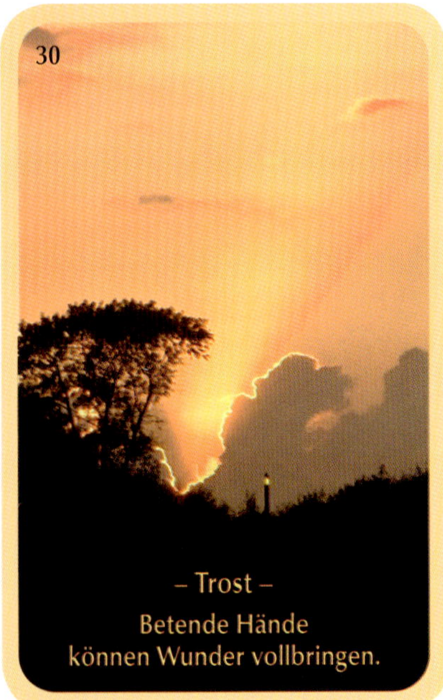

Vieles, was uns Leid bringt, können wir nicht ändern, da es einem höheren Plan unterliegt. Aber wir können jederzeit um Beistand, Kraft und Trost bitten – und Gott wird uns beistehen. Unsere dunklen Zeiten sind wie die Stunden des Morgengrauens, kurz bevor die Sonne aufgeht und die Welt in ihrem Licht erstrahlen lässt und wärmt. Auch unser Innerstes ändert sich schnell, wenn Gott sein Licht schickt, das alles auf wunderbare Weise verzaubert.

Gebets-Mudra

mit dem Göttlichen verbunden sein

Schon das Aussprechen unserer Sorgen tut gut und bringt die Erleichterung; es ist, als würde uns dabei ein Teil der Bürde abgenommen. In der Gebetshaltung unserer Hände werden automatisch Punkte und Zonen stimuliert, die das Loslassen und Übergeben erleichtern.

- Achten Sie darauf, dass Ihre Daumen und Zeigefinger sanft aneinander liegen, denn im Osten weist dieser Kontakt auf die Verbindung der menschlichen Seele (Zeigefinger) mit der göttlichen Allmacht (Daumen) hin.

Nun sprechen Sie aus, was Ihr Herz bedrückt, als würden Sie Ihren besten Freund oder Ihre beste Freundin um Hilfe und Beistand bitten – und dann danken Sie.

Wer Gott vertraut,
dem wird geholfen!

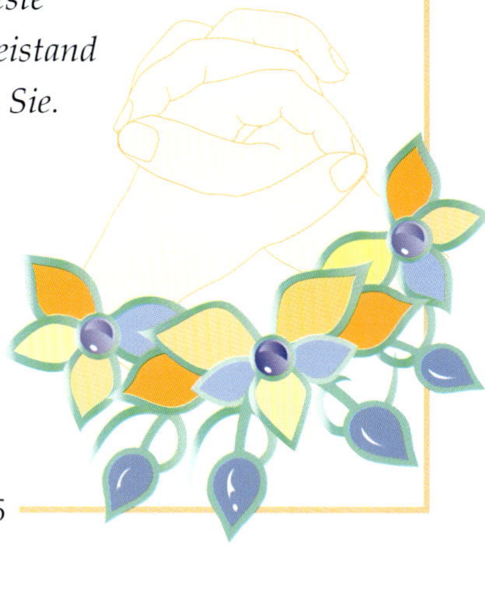

31 Reinigendes Gewitter

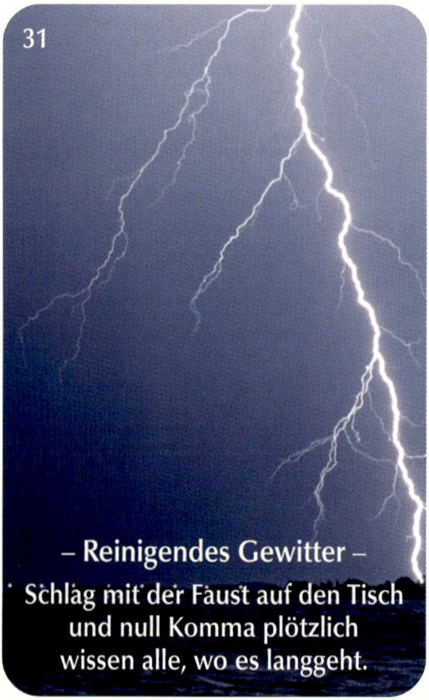
31
– Reinigendes Gewitter –
Schlag mit der Faust auf den Tisch
und null Komma plötzlich
wissen alle, wo es langgeht.

Man sagt, ein Gewitter
hin und wieder tut gut
und wirkt reinigend auf
die Atmosphäre.
Die meisten von uns sind
harmoniesüchtig und
ersticken lieber
in der dicken Luft, als
dass sie einfach mal
ihrem Ärger und Frust
Luft machen.
Diese Karte fordert Sie
auf, Klartext zu
sprechen, und zwar
laut und deutlich.

Tun Sie dies
und allen Beteiligten wird danach wohler sein!
So ist es!

Mushti-Mudra

um Aggressionen abzubauen

Haben Sie es auch schon einmal mit Schattenboxen probiert oder mit einem Kissen, an dem Sie Ihren Frust, Ihre Wut oder Ihren Ärger losgeworden sind? Ich kann Ihnen zu diesen etwas drastischen Maßnahmen nur raten, tun müssen Sie es selbst. Das tut gut – so gut! Aber damit sind die Ursachen nicht aus der Welt geschafft, ein klärendes Gespräch (wenn alle wieder ruhig und gefasst sind) ersetzt es nicht. Also: zuerst das eine und dann das andere. Es ist wie mit den beiden Seiten einer Münze: Fehlt die eine Seite, dann ist die Münze nichts wert, sondern nur ein Stück Blech.

Wie Sie eine Faust machen sollen, muss ich Ihnen wohl nicht weiter erklären.

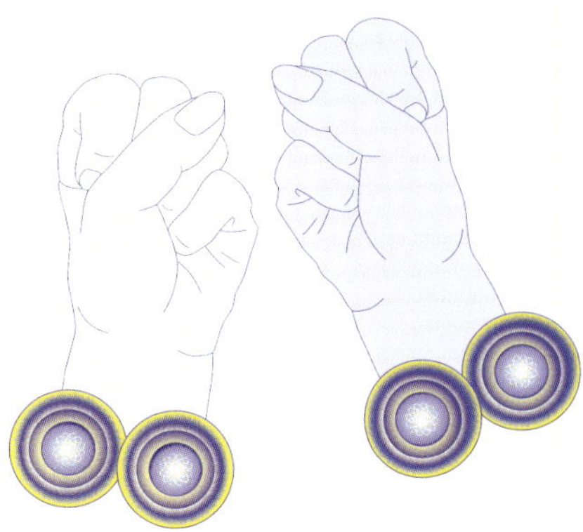

32 Ruhe

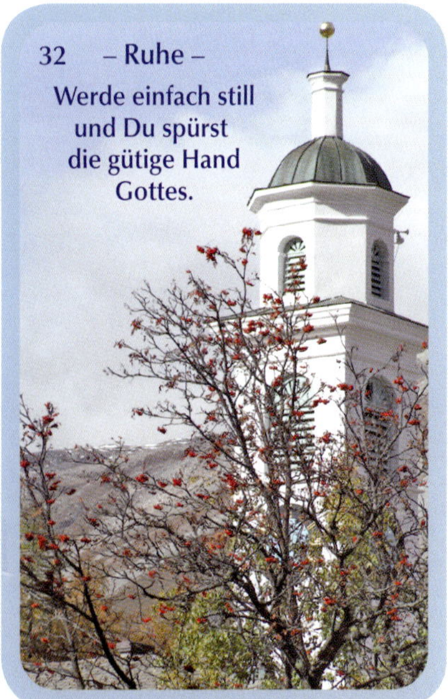
32 – Ruhe –
Werde einfach still
und Du spürst
die gütige Hand
Gottes.

Diese Karte weist Sie darauf hin, dass Sie sich um mehr Ruhe im Äußeren wie auch im Inneren bemühen sollten. Sie müssen nicht jetzt alles, sofort, perfekt machen. Und auch das Sich-darum-Sorgen dürfen Sie ganz Gott überlassen, denn ohne göttliche Hilfe geht sowieso gar nichts.

Ohne diese eine Kraft können wir keinen nutzbaren Gedanken fassen – das ist so. Sie geben einfach Ihr Bestes und den Rest lassen Sie sich schenken.

Svarga-Mudra

für innere Ruhe und Besonnenheit

Die Übersetzung lautet Himmels-Mudra, und es ist wirklich so, als öffnete sie den inneren Himmel, in dem alle zufrieden und glücklich sind.

- Sie legen bei beiden Händen die Zeigefingernägel an das unterste Daumengelenk, die anderen Finger legen Sie gestreckt (Fingerrücken an Fingerrücken) aneinander. Die Unterarme sind waagrecht und die Hände kommen dadurch auf die untere Hälfte des Brustbeins zu liegen.

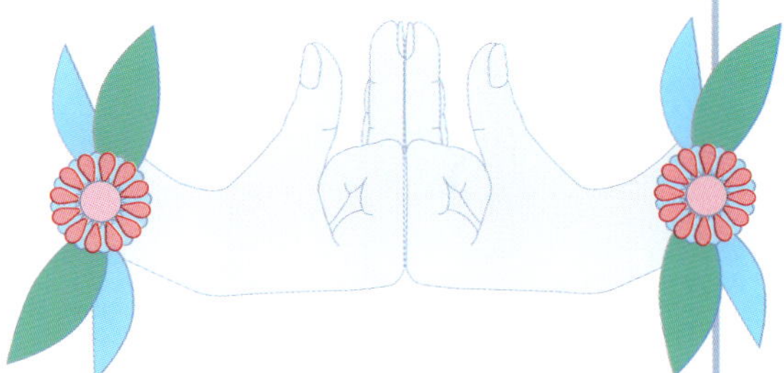

Im Atemrhythmus von 1 bis 12 zählen,
das Tor öffnen und den eigenen Kraft-
und Rückzugsort betreten.
Hier die Schönheit des Ortes und die Ruhe
genießen und die Seele baumeln lassen.

33 Geborgenheit

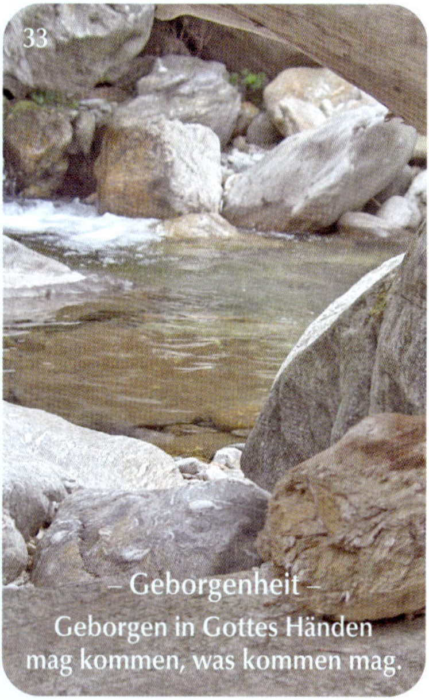

Die echte Geborgenheit
wird uns nicht vom
Außen geschenkt,
sondern wir tragen sie
in uns selbst, sobald wir
uns Gott anvertrauen.
Wie ein Mantra kann
dieses kleine Gebet
immer wieder
gesprochen werden,
bis das Herz ganz
erfüllt ist davon,
und die Bedeutung, der
Sinn der Worte
sich wie ein wärmendes
Feuer ausbreitet und
Einsamkeit, Ängste, Zweifel und Sorgen verbrennt.

Ich bin geborgen in Gottes Händen,
mag kommen, was kommen mag.

Shambhu-Mudra

um die innere Heimat zu spüren

Shambhu ist ein Name für die drei großen Gottheiten Indiens (Brahma, Vishnu und Shiva). Er bedeutet: Der, welcher Freude bringt, der, welcher glücklich macht, der das Gute verteilt, der, der Ursprung allen Guten ist.

Die linke Hand, deren Finger leicht gebeugt sind, liegt sanft in der sie umfassenden rechten. Die Daumenkuppen liegen aneinander und bilden ein schützendes Dach. Die rechte Hand verkörpert das Göttliche und die linke die menschliche Seele, die geborgen darin ruht.

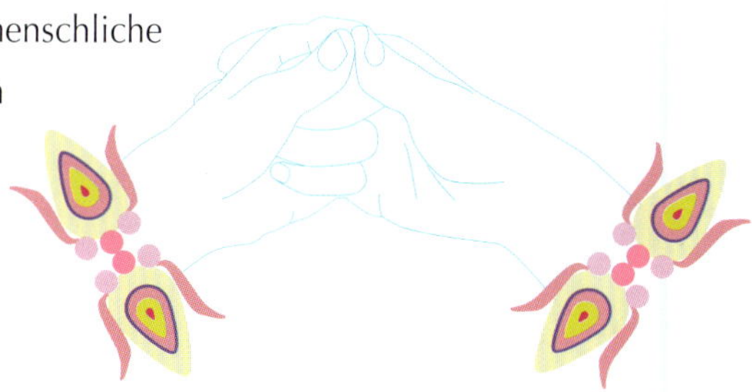

Sie sehen sich im Geiste in einem kleinen Teich einer Heilgrotte in Gesellschaft Ihres Schutzengels oder eines anderen Helfers, dem Sie sich anvertrauen.

34 Überraschung

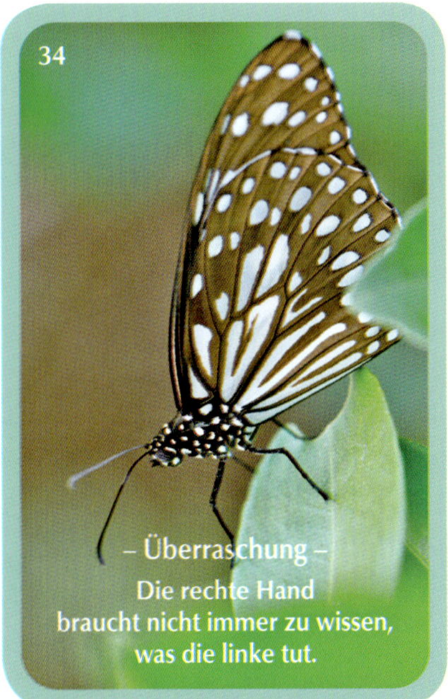
34
– Überraschung –
Die rechte Hand
braucht nicht immer zu wissen,
was die linke tut.

Als ich noch Schülerin war, steckte mir meine Großmutter, die selbst nur wenig Geld hatte, öfter verschmitzt einen Batzen zu mit der Bemerkung: Die rechte Hand …
Diese nette Geste wie auch die Redewendung haben mich schon damals gerührt und heute mache ich es genauso. Hin und wieder halte ich für andere wie auch für mich selbst eine kleine, heimliche Überraschung parat – einfach so.

Nachahmung bestens empfohlen!

Jana/Chin-Mudra

um zu geben und zu nehmen

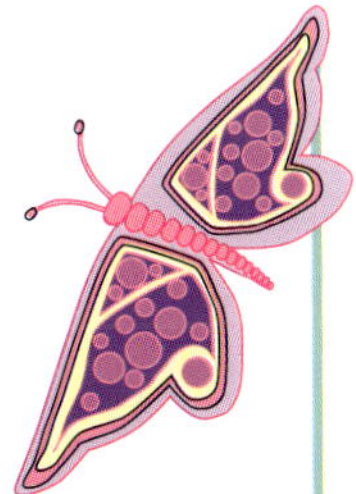

Diese Mudra weist auf den ewigen Kreislauf von Empfangen und Abgeben hin. Durch jedes Abgeben entsteht in uns Leerraum, der Platz schafft und Neues anzieht. Die meisten geizigen Menschen sind im Herzen gar nicht so; vielmehr haben sie Angst, das Geld könnte nicht reichen. Sie halten alles zusammen, finden alles zu teuer, gönnen sich nichts und doch haben sie das Gefühl, nicht genug zu haben – ein typisches Mangelbewusstsein. Aber dem kann abgeholfen werden. Die folgende Mudra einschließlich der zwei Imaginationen vertreibt derartige Furcht und Sorgen.

Die erste Imagination wird Ihnen viel leichter fallen, denn da geht es um ein Rollenspiel in einem Märchen, und dieses Bild würde ich mindestens eine Woche lang jeden Tag dreimal visualisieren. Wenn es Ihnen gefällt, dann dürfen Sie selbstverständlich länger dabei bleiben oder Sie wechseln dann zur zweiten Imagination. Da wird es dann schon etwas ernster, denn hier geht es um Ihr wirkliches Leben.

- Sie halten die Daumen- und Zeigefingerkuppen beider Hände aneinander, drehen die rechte Handinnenfläche nach oben, die linke nach unten und legen die Hände locker auf die Oberschenkel.

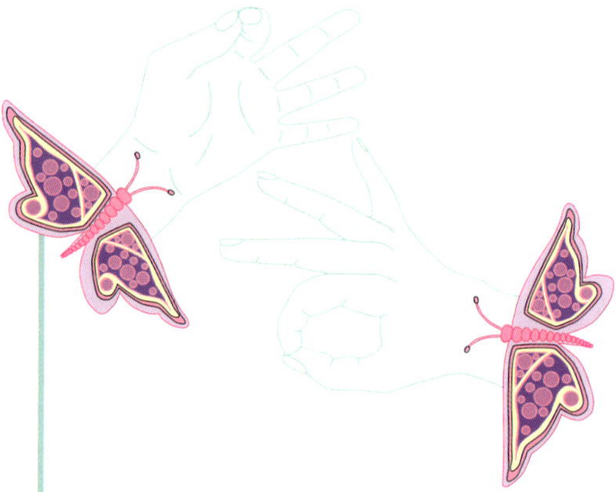

1. Imagination

Wie im Märchen besitzen Sie ein entzückendes
Häuschen voller nützlicher und hübscher Sachen.
Es kommen nun immer wieder bedürftige
Menschen zu Ihnen, die Sie reich beschenken,
und Ihr Häuschen wird leer.
Aber das kümmert Sie nicht, Sie setzen sich auf
den einzig übrig gebliebenen Stuhl, schließen
die Augen und besprechen die Angelegenheit
mit Ihrem Engel. Sie öffnen die Augen
und siehe da – alles, was Sie brauchen,
ist wieder da und noch viel mehr dazu.

2. Imagination
Sie sehen sich jetzt im realen Leben, wie Sie großzügig da und dort etwas spenden oder jemandem durch eine nette Geste Freude bereiten. Und Sie haben das Gefühl: Je mehr Sie geben, desto mehr haben Sie.

Was Sie sich in der Meditation vorgestellt haben, übertragen Sie nun in kleinen, angemessenen Häppchen auf den Alltag und Sie werden staunen, was passiert. Ich selbst mache diesbezüglich immer wieder die wunderbarsten Erfahrungen.

35 Arbeit tut gut

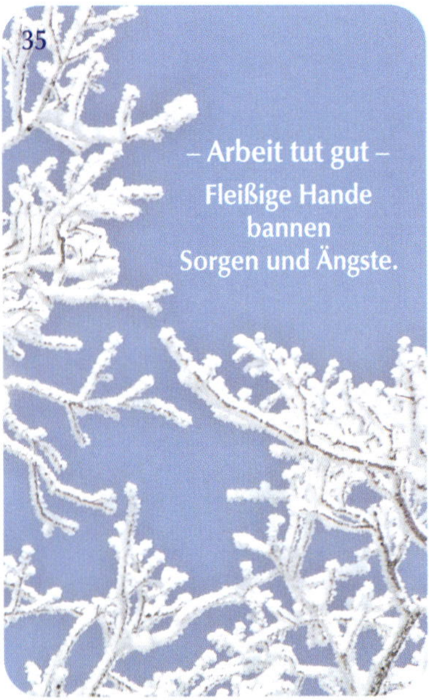
35
– Arbeit tut gut –
Fleißige Hande
bannen
Sorgen und Ängste.

Achtung: Sorgen und Ängste schleichen sich gerne ein, wenn wir zu viel Zeit zum Grübeln haben. Wir müssen immer wieder dafür sorgen, dass unser Geist beschäftigt ist, indem wir Tätigkeiten wählen, die unsere volle Konzentration fordern: Neue Kochrezepte ausprobieren, Rätsel lösen, lesen, sich weiterbilden und vieles mehr.

Werden Sie aktiv, und Sorgen und Ängste
lösen sich in nichts auf!
Ich weiß, wovon ich spreche!

Verdauungs-Mudra

zur Entsorgung von Sorgen

Die Chinesen haben das Sorgenwälzen dem Element Erde zugeordnet. Magen, Bauchspeicheldrüse und Milz gehören zu diesem Element und werden dadurch geschwächt; oder andersherum: Eine Schwäche in diesen Organen ist die Ursache des Grübelns über Sorgen. Die folgende Mudra wie auch die Farbe Weiß stärken diese Organe.

- Sie verschränken die Finger, legen die Daumen aneinander und halten die Hände vor der Körpermitte.

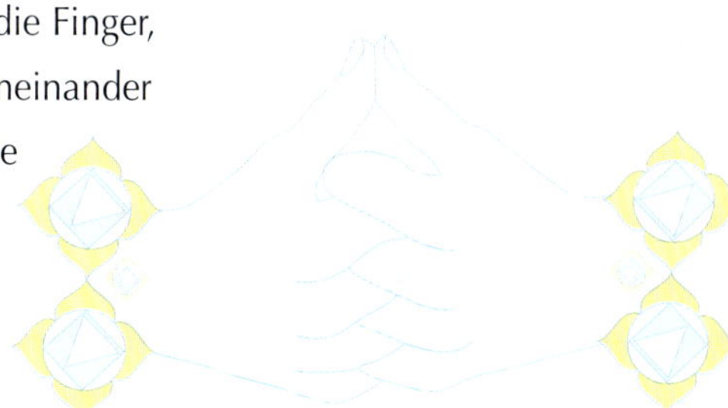

Dazu imaginieren Sie Bilder in der Farbe Weiß – beispielsweise eine Schneelandschaft, tanzende Menschen in weißen, wallenden Gewändern, Mandalas.

36 Selbstwert

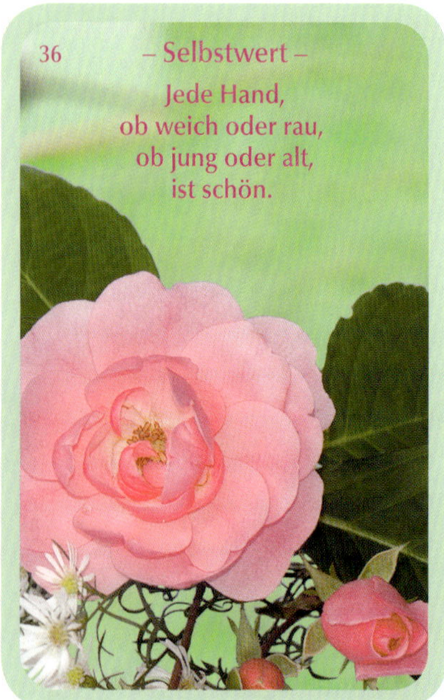

36
– Selbstwert –
Jede Hand,
ob weich oder rau,
ob jung oder alt,
ist schön.

Wie steht es mit Ihrem Selbstwertgefühl? Genau so, wie Sie sind, sind Sie ein einzigartiges, wertvolles Geschöpf Gottes. Sie sind es Ihrem Schöpfer schuldig, seine vollkommen geschaffene Kreation anzuerkennen. Niemand ist mehr oder weniger wert als wir selbst. Die Karte rät, darüber gründlich nachzudenken.

Stehen Sie zu Ihrem Wert,
damit aktivieren Sie
Ihr Charisma, und die positive Resonanz
Ihrer Mitmenschen ist Ihnen gewiss.

37 Auch gut

Wir wissen nie ganz
sicher, was für den
anderen gut ist – und die
anderen können nicht
wirklich wissen, was für
uns gut ist. Passen Sie
also auf,
welchen Rat wir anderen
geben oder von ihnen
annehmen.
Vieles tut uns gut,
was andere gar nicht ver-
stehen können,
und umgekehrt ist es
auch so.

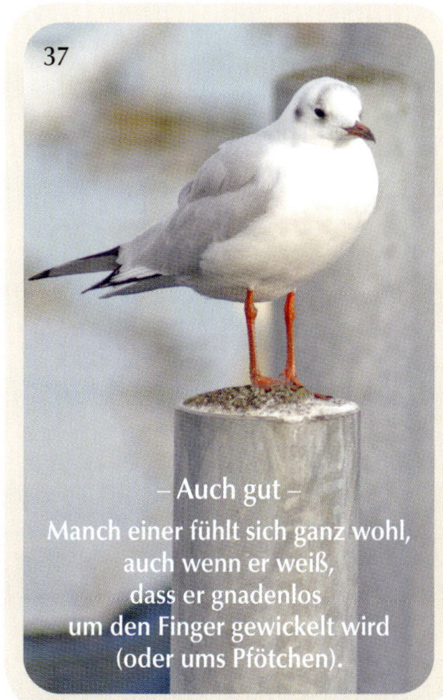
37
– Auch gut –
Manch einer fühlt sich ganz wohl,
auch wenn er weiß,
dass er gnadenlos
um den Finger gewickelt wird
(oder ums Pfötchen).

Aber das ist doch gerade das Schöne im Leben:
Jeder Mensch, jedes Tier und jede Pflanze
ist ein gelungenes Unikat und die Welt ist bunt
– gut so!

38 Ordnung schaffen

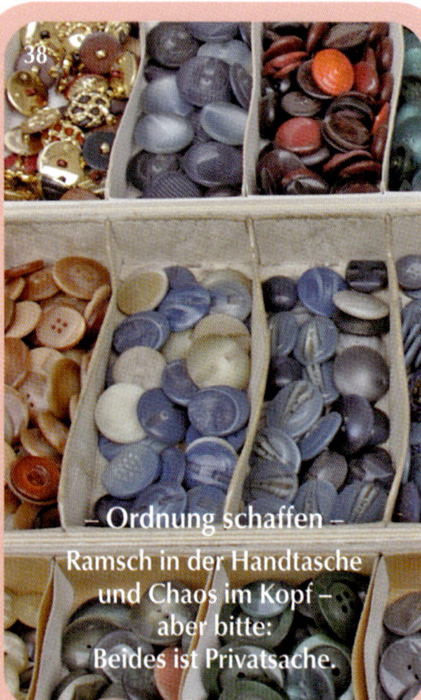
38
– Ordnung schaffen –
Ramsch in der Handtasche
und Chaos im Kopf –
aber bitte:
Beides ist Privatsache.

Es tut gut, wieder mal gründlich Ordnung zu schaffen, vieles neu zu sortieren und richtig zu platzieren oder auszumisten, was nicht mehr gebraucht wird. So verschafft man sich wieder einen guten Überblick, der Kopf wird wieder klar und alles wird einfacher und leichter.

Mit der Handtasche beginnen,
und dann Schrank
für Schrank, Zimmer für Zimmer.
Legen Sie dabei eine CD mit flotter Musik auf –
das gibt Schwung!

Padma-Kunjara-Mudra

für Ordnung und Disziplin

Laut wissenschaftlicher Erkenntnisse sind Menschen, die diszipliniert und ordentlich sind, auch glücklich, zufrieden und erfolgreich. Der erfolgreiche und glückliche Chaot ist also nur ein Mythus. Und hier die gute Nachricht: Ordnung und Disziplin sind lernbar und nach wenigen Wochen Übung so sehr in Fleisch und Blut übergegangen, dass man schon gar nicht mehr anders kann. Hier noch drei nützliche Tipps, die garantiert helfen:

1. Direkt nach dem Aufstehen wird die Backuhr auf genau 7 Minuten gestellt und dann wird ein bisschen aufgeräumt (man kann das sogar im Halbschlaf).
2. Jeden Mittwoch werden 14 Minuten investiert, um eine Ecke neu zu ordnen.
3. Jeden Freitag wird eine kleine, hübsche Dekoration zu Ehren Gottes kreiert – und dies selbstverständlich in einer hübsch aufgeräumten Wohnung.

So wichtig eine gewisse Ordnung in unserem Heim und in unseren Sachen ist, so wichtig ist sie auch in unserer Tagesplanung und in unseren verschiedenen Tätigkeiten. Deshalb führen alle erfolgreichen Menschen eine Agenda und tragen fein säuberlich ein, was sie jeden Tag zu erledigen gedenken. Damit ordnen sie automatisch nach Prioritäten und unterscheiden zwischen Wichtigem und Unwichtigem. Kopieren kostet nichts!

Die Padma-Kunjara-Mudra gehört zu einem Opferritual, indem symbolisch mit dieser Geste dem großen Buddha eine Lotosblüte dargebracht wird. Im Universum herrscht eine fantastische, harmonische Ordnung, und mit dieser Mudra verbindet man die Bitte, dass sich diese Harmonie auch in unserem Dasein manifestieren möge.

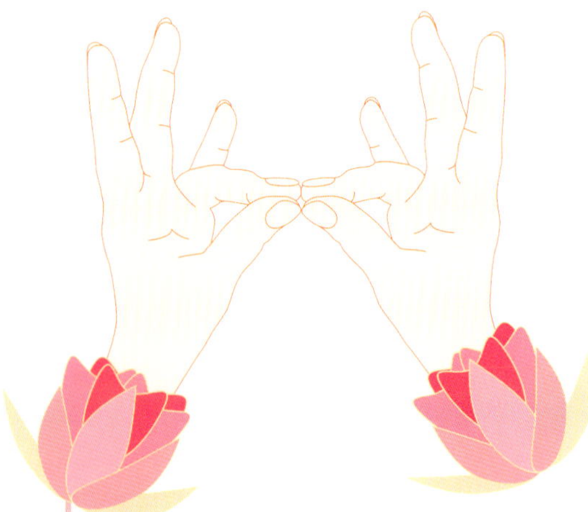

- Ringfinger und Daumen beider Hände liegen aneinander, die Hände werden auf Brusthöhe gehalten. Jede gute Gewohnheit (die schlechten leider auch) ist eingestanzt in unserem Geist, und deshalb ist es so wichtig, dass Sie zuerst hier das neue Bild von dem einbrennen, was Sie haben möchten. Fangen Sie erst klein an und dann wagen Sie sich langsam an Größeres heran.

Während Sie die Mudra halten,
stellen Sie sich vor,
wie Sie in einem kleinen Bereich (Wohnecke,
Arbeitsplatz oder in Ihrer Agenda)
blitzsaubere Ordnung haben
und wie Sie sich jedes Mal,
wenn Sie es sehen, darüber freuen.

39 Grenzen sprengen

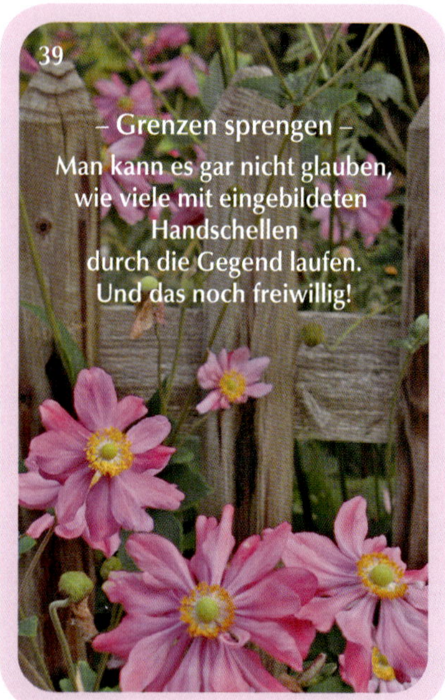
39
– Grenzen sprengen –
Man kann es gar nicht glauben,
wie viele mit eingebildeten
Handschellen
durch die Gegend laufen.
Und das noch freiwillig!

Diese Karte weist Sie auf Ihre selbstgezogenen Grenzen hin, die sicher nicht mehr gültig sind. Sie haben viel mehr, Sie sind viel mehr und ganz sicher können Sie viel mehr als Sie meinen, Sie sind auch viel freier als Sie meinen. Wagen Sie es, über den Zaun zu schauen, sprengen Sie Ihre selbst gezogenen Grenzen, probieren Sie Neues aus – das rät Ihnen die Karte. Garantiert bekommt Ihr Leben dadurch neuen Pfiff und Schwung!

40 Lügen aufdecken

Wie oft und wie gerne
belügen wir uns selbst,
weil wir nicht zu unseren
Schwächen stehen
können oder uns etwas
vormachen; oder wir
lassen uns von anderen
belügen, obwohl unser
Bauchgefühl uns warnt.
Die Konsequenzen
sind immer fatal!

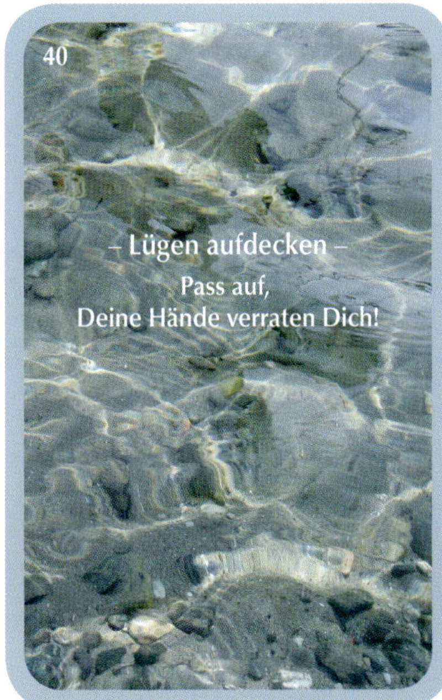

Schauen Sie genau hin: Lassen Sie sich nicht belügen, schaffen Sie Klarheit – diese Karte weist Sie darauf hin.

41 Geduld

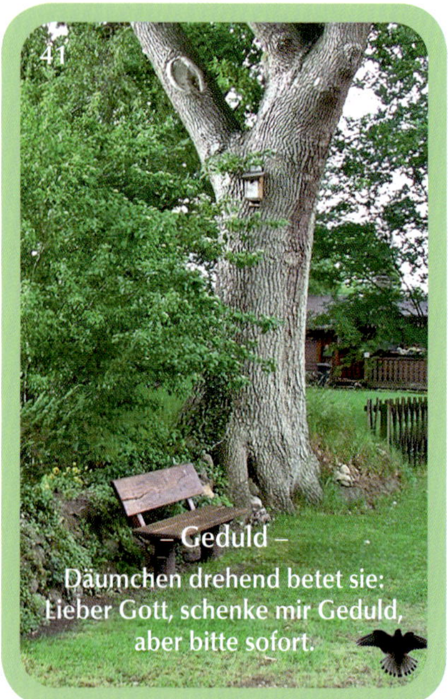
41
– Geduld –
Däumchen drehend betet sie:
Lieber Gott, schenke mir Geduld,
aber bitte sofort.

Diese Karte fordert Sie auf, Geduld zu haben. Wie ein Magnet zieht Ungeduld meistens Fehlhandlungen, Missverständnisse, Leerläufe und eigentlich alles, was stresst und frustriert, an. Räumen Sie der Angelegenheit, egal was es ist, einfach noch ein wenig mehr Zeit ein.

Machen Sie in der Zwischenzeit das Beste aus Ihrem Alltag und gönnen Sie sich hin und wieder eine besondere Freude.

Gedulds-Mudra

für innere Gelassenheit

Leider ist die Ungeduld vielen von uns wie eingebrannt. Die Chinesen lehren, dass Ungeduld oft von einer Schwäche des Holz-Elements (Leber, Gallenblase) herkommt. Diese Mudra stärkt das Element Holz.

- Sie umfassen mit der rechten Hand Mittel- und Ringfinger der linken und legen den rechten Daumen in deren Handmitte.

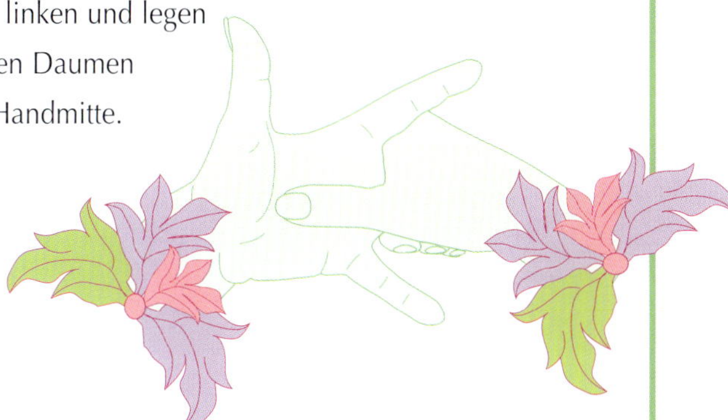

Sie atmen tief und langsam,
stellen sich dabei einen Baum vor,
dessen Krone sich während der Einatmung
in einer stattlichen Größe entfaltet und Ihnen
bewusst macht, dass alles, was wachsen soll,
seine Zeit braucht.

42 Freundlichkeit

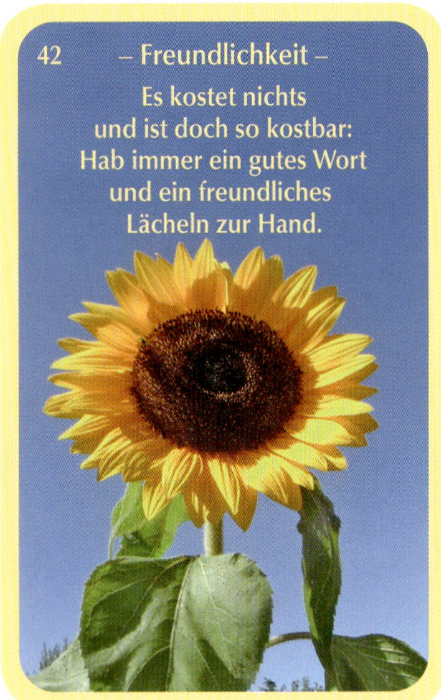
42 – Freundlichkeit –
Es kostet nichts
und ist doch so kostbar:
Hab immer ein gutes Wort
und ein freundliches
Lächeln zur Hand.

Sie haben doch
nicht etwa
das Lächeln
verlernt?
Eine kleine
Aufmerksamkeit
und ein nettes Lächeln
da und dort und immer
wieder – das bereichert
auch unser Leben
und bringt Sonne
in den Alltag.
Also nicht zögern!

Wenn viele kleine Leute
an vielen kleinen Orten
viele kleine, gute Dinge tun,
sieht es in der Welt bald viel besser aus.

43 Einfachheit

Alles wird einfacher,
wenn wir hin und wieder
in die Haut eines Kindes
schlüpfen und unsere
Umgebung mit kind-
lichen Augen betrachten
und mit kindlichem
Vertrauen (nicht mit blin-
dem) davon ausgehen,
dass es gut ausgehen
wird und wir doch auch
immer die höheren
Mächte zur Seite haben.

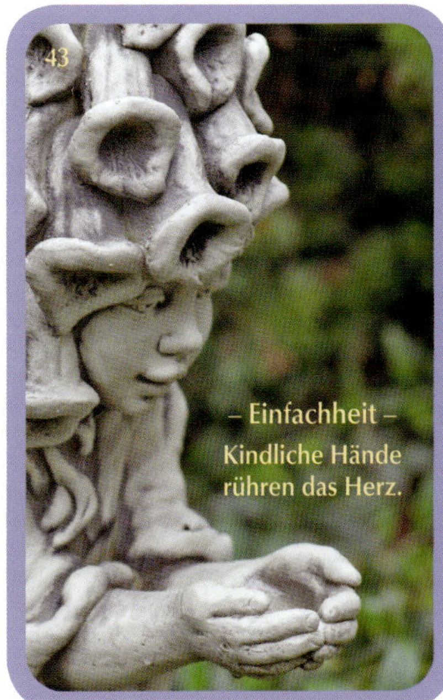

*Oder: Diese Karte könnte Sie darauf hinweisen,
dass etwas, was Sie als furchtbar
kompliziert betrachten,
im Grunde genommen ganz einfach ist.*

44 Kritik

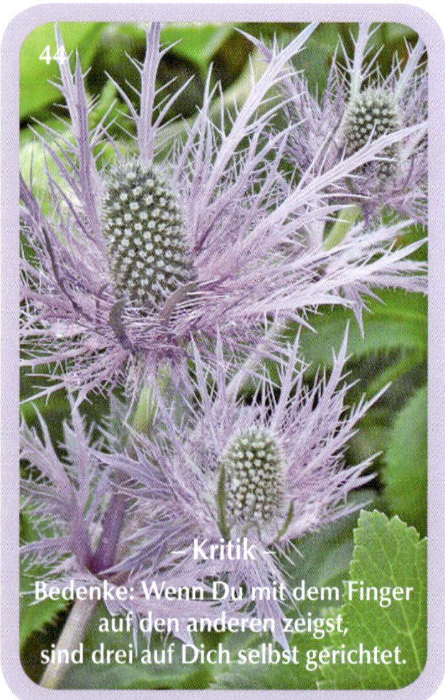
44
– Kritik –
Bedenke: Wenn Du mit dem Finger
auf den anderen zeigst,
sind drei auf Dich selbst gerichtet.

Diese Karte zeigt an, dass Sie zu viel Kritik an anderen oder an sich selbst ausüben. Andere zu kritisieren bringt außer Feindseligkeit und Frustration eigentlich gar nichts, und zu viel Selbstkritik nimmt uns den Mut, den Schwung, und unser Selbstvertrauen bricht zusammen. Wir sind nicht perfekt und nichts ist perfekt – das ist ein Naturgesetz.

Dennoch können wir jederzeit für einen vernünftigen Rat oder gute Anregungen offen sein.

Yin/Yang-Mudra

zur Formung des Schicksals

Es geht nichts über ein gesundes Maß an Selbstkritik; die Betonung liegt auf »gesundes« Maß. Man kann fast alles so oder so machen, und oft ist beides gleich gut oder man merkt erst im Nachhinein, wie gut oder eben wie schlecht das eine oder das andere war. Einfach nach innen gehen und gründlich durchdenken!

- Sie legen die beiden Daumen aneinander und beugen die anderen Finger nach innen. Der linke Zeigefinger zeigt nach oben und der rechte nach unten. Dabei sprechen Sie mehrmals:

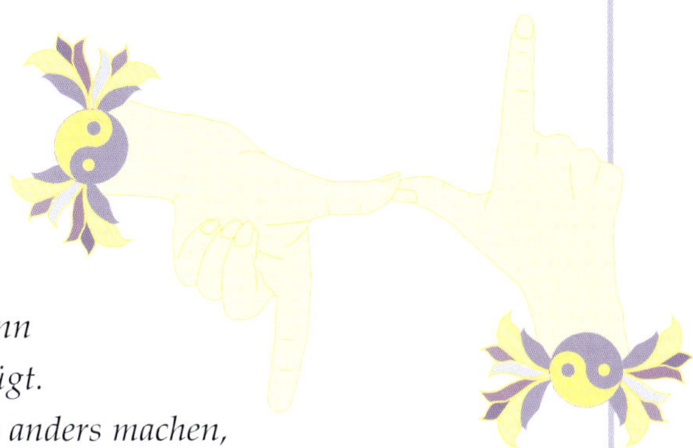

Ich mache es
so gut ich kann
und das genügt.
Ich könnte es anders machen,
aber dann ist es nicht schlechter
oder besser, sondern anders.

45 Warnung

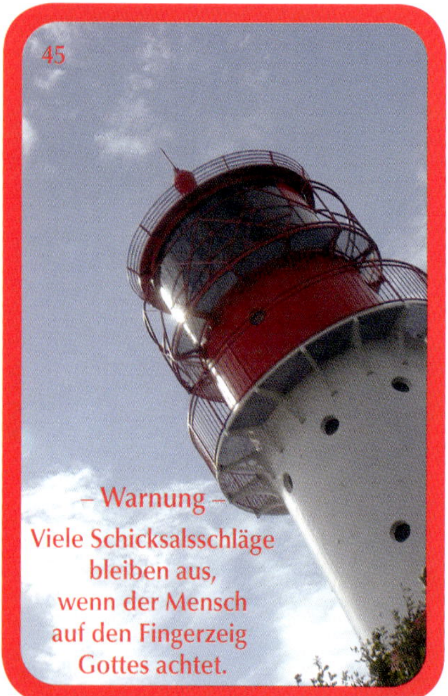
45
– Warnung –
Viele Schicksalsschläge
bleiben aus,
wenn der Mensch
auf den Fingerzeig
Gottes achtet.

Achtung!
Diese Karte ist eine
Warnung – etwas
läuft zurzeit falsch
in Ihrem Leben.
Nehmen Sie sich die
Zeit, um gründlich
nachzudenken und um
neue Strategien zu
entwickeln, wie Sie mit
all Ihren Verpflichtungen
und Vergnügungen
umgehen. Planen Sie,
wenn angezeigt, mehr
Auszeiten ein.

Das Leben ist doch einfach zu kurz,
um es nicht wirklich zu leben.

46 Abhängigkeit

Es ist menschlich, allzu menschlich, dass man sich gerne helfen lässt, sich gerne ein bisschen anlehnt oder aufstützt oder sogar tragen lässt. Doch Achtung: Dabei begibt man sich in eine Abhängigkeit, die letztlich immer zu Leid führt. Wir haben zwei eigene Füße, die uns durchs Leben tragen, zwei eigene Hände, um zu handeln, und einen eigenen Kopf, um zu denken.

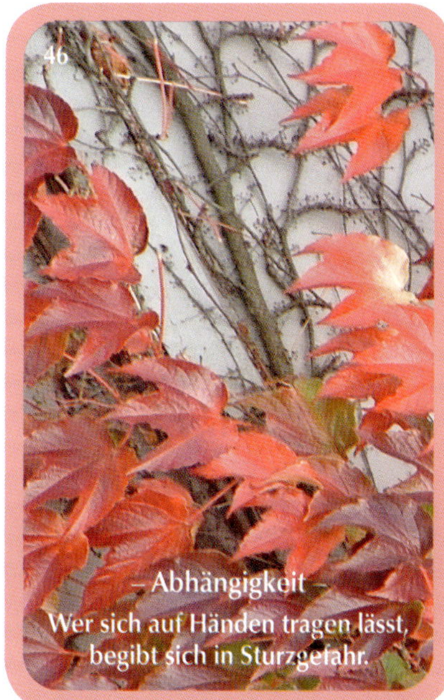
46
– Abhängigkeit –
Wer sich auf Händen tragen lässt,
begibt sich in Sturzgefahr.

Überprüfen Sie gut, ob Sie dabei sind,
Ihre Selbständigkeit zu verschenken.

47 Heilung

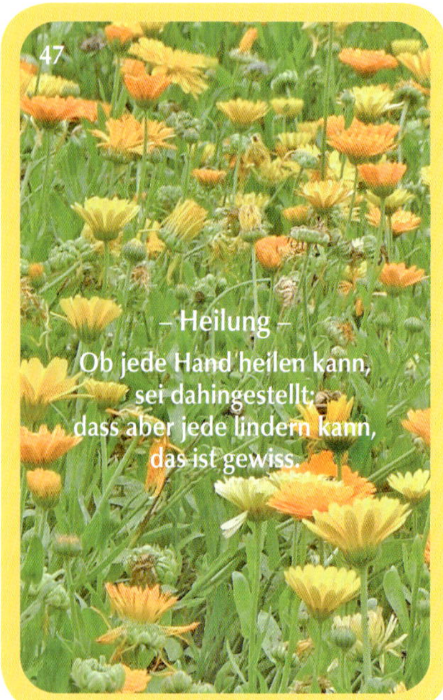
47
– Heilung –
Ob jede Hand heilen kann,
sei dahingestellt;
dass aber jede lindern kann,
das ist gewiss.

Es sind die vielen kleinen, liebevollen Gesten, die unserer Seele gut tun und uns heilende Wärme schenken. Wir meinen oft, nur das Große oder etwas Teures oder etwas, das mit viel Arbeit verbunden ist, sei angemessen und wirksam. Das ist aber gegen die kosmische Gesetzmäßigkeit – das ist menschliche Arroganz.

Lassen Sie schlicht und einfach die Hände die Boten Ihres Herzens sein.

Nerven-Mudra

um für die Gesundheit bereit zu sein

Die Ursache aller Krankheiten ist letztendlich eine Disharmonie in einem oder mehreren unserer Funktionssysteme. Diese hängen alle mit dem Nervensystem zusammen, das aus dem Lot geraten ist. Zusätzlich wirken sich negative Gedanken und Gefühle verheerend auf unsere Gesundheit aus. Die Nerven-Mudra geht dem Übel an die Wurzel.

- Die Finger beider Hände sind so verschränkt, dass die Kreuzung genau in der Mitte des mittleren Fingergliedes zustande kommt.

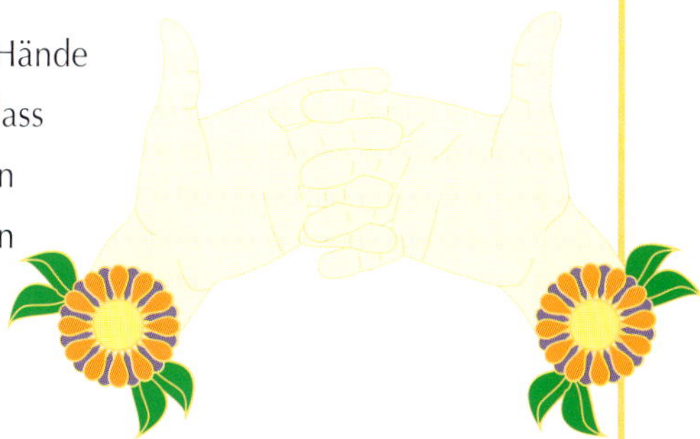

Nun produzieren Sie dazu innere Bilder,
die Sie gesund zeigen (was würden Sie alles tun,
wie würden Sie leben?)
und Sie fühlen sich auch gesund.
Das letztere ist nicht einfach, aber es ist ganz,
ganz wichtig!

48 Wichtigkeit

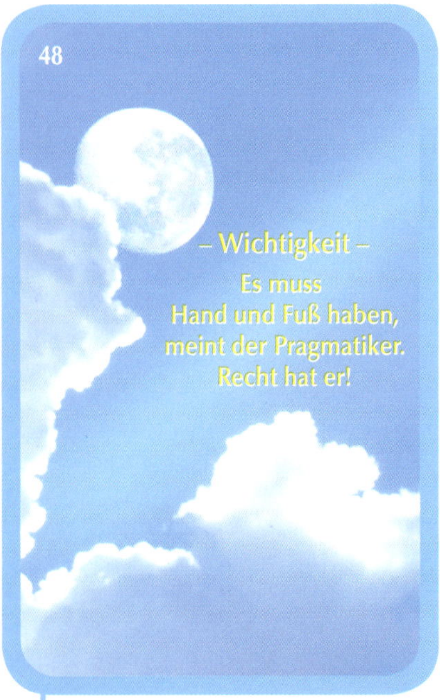
48
– Wichtigkeit –
Es muss
Hand und Fuß haben,
meint der Pragmatiker.
Recht hat er!

Könnte es sein, dass Sie die Zeit mit Unwichtigem vertrödeln und das Wichtige vor sich her schieben? Oder dass Sie sich in Luftschlössern verlieren, um der Realität ein wenig auszuweichen? Das ist nur zu menschlich, aber hat seine Fallen und Tücken. Zudem ist es meist die Ursache von lästigem Stress, der locker vermieden werden könnte.

Also – die Karte sagt: Anpacken und durchstarten!

Mittelfinger-Mudra

um tatkräftig zu sein

Im Mittelfinger steckt der innere Antrieb. Mit der folgenden Fingermassage und Mudra können Sie diese Energie aktivieren.

- Sie reiben Ihren rechten Mittelfinger mit den Fingern der anderen Hand 48-mal ganz kräftig; und danach den linken gleich oft. Nun umfassen Sie den einen und legen den Daumen auf dem Handrücken auf.

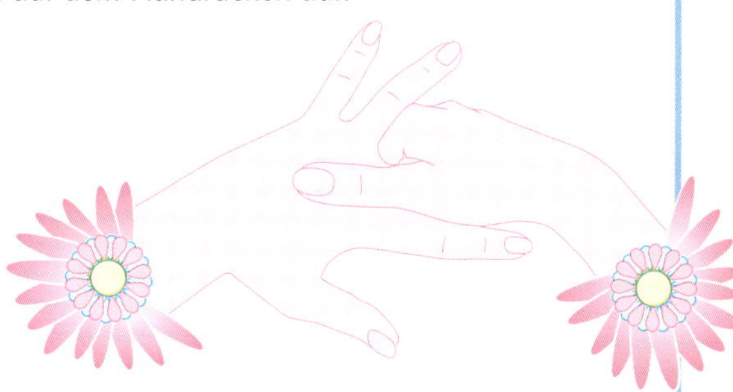

Während der nächsten 12 Atemzüge
forcieren Sie das Einatmen ein wenig
und danach konzentrieren Sie sich
auf das Wichtigste, das es jetzt zu erledigen gibt,
und denken sich auch schon eine Belohnung aus,
wenn die Tat vollbracht ist.

49 Gemeinsam

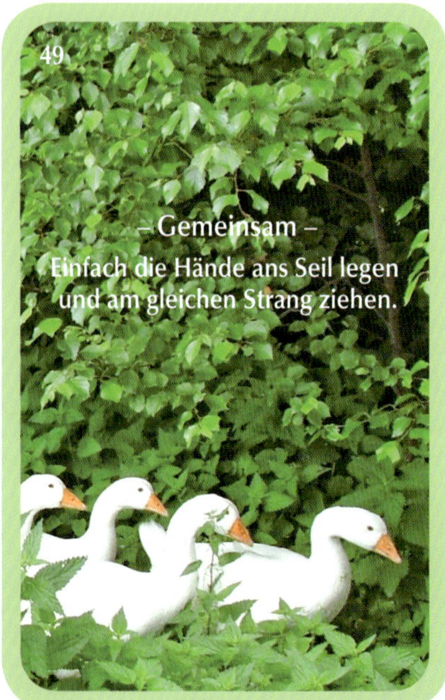
49
– Gemeinsam –
Einfach die Hände ans Seil legen
und am gleichen Strang ziehen.

Dass wir immer wieder
die helfende Hand
ausstrecken, ist das eine,
aber dass wir
auch immer wieder
um Hilfe bitten dürfen
und die dargebotene
Hilfe annehmen,
ist das andere.
Unsere Partner, Kinder,
Eltern und Freunde
helfen uns gerne,
wenn wir sie fragen,
aber Gedanken lesen
können sie nicht.

Geben wir unseren Mitmenschen
die Möglichkeit zu helfen,
das macht alle Beteiligten froh.

Kanakmatsya-Mudra

für eine fröhliche Zusammenarbeit

Teamwork ist immer eine Herausforderung. Wo lernt man sich selbst besser kennen als in einem Team, in dem man sich bewähren muss? Die folgende Mudra steht für tiefere Einsicht (damit man nicht nur das Offensichtliche der Mitwirkenden wahrnimmt, sondern auch ihre tieferen Schichten). Zudem gibt sie ein gutes Bauchgefühl, das von Nutzen ist, wenn man in der Gemeinschaft etwas zustande bringen will.

- Die Spitzen beider Mittelfinger berühren einander, alle anderen Finger sind nach innen gebogen.

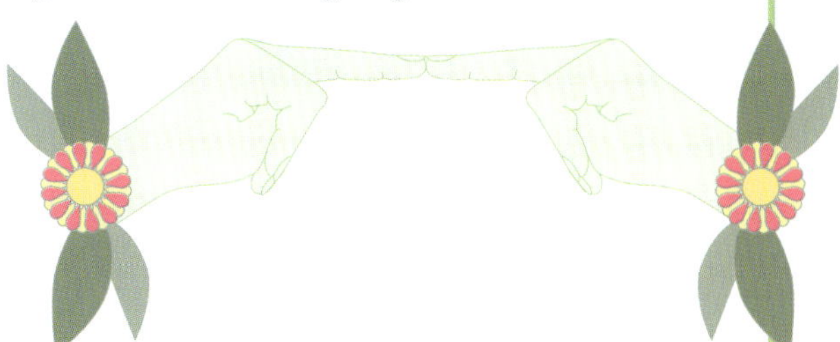

Im Geiste geben Sie für alle Beteiligten ein Fest, das nach getaner Arbeit für die gute Zusammenarbeit gefeiert wird. Sie spüren schon jetzt die Freude, die Sie dabei empfinden.

50 Pflege

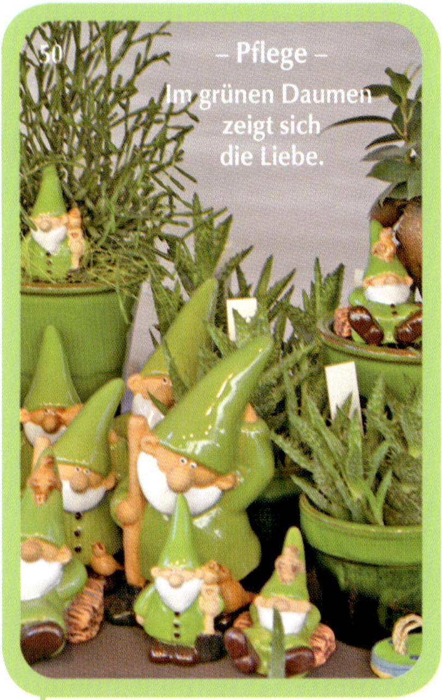

Was gedeihen soll,
muss gepflegt werden,
und dies gilt nicht nur
für die Pflanzen im
Garten oder auf dem
Balkon, sondern für
alles was lebt: unsere
Beziehungen, unsere Projekte, unsere
Interessen und Hobbys,
unsere Träume und
unseren spirituellen Weg.
Wie steht es mit der
Pflege Ihres Seelengartens
oder Ihres Soziallebens?

Nichts auf den Sankt-Nimmerleins-Tag
aufschieben –
jetzt ist die richtige Zeit!

51 Innere Freiheit

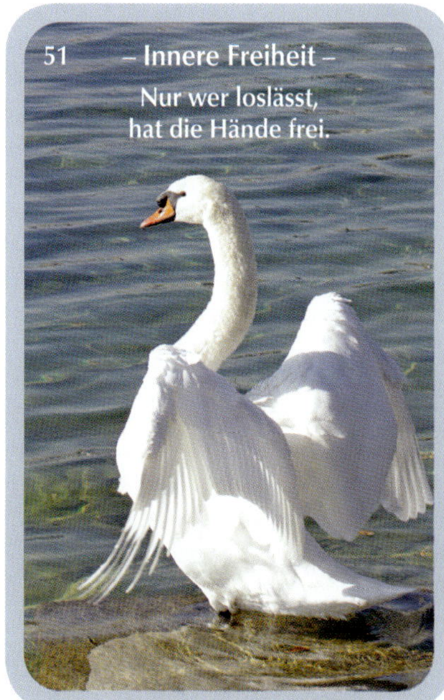
51
– Innere Freiheit –
Nur wer loslässt,
hat die Hände frei.

Negative Erinnerungen,
alte Verletzungen, Groll
– einfach alles, was uns
gefangen hält und uns an
Vergangenes bindet,
vermiest uns die
Gegenwart und blockiert
die positive Sicht
in die Zukunft.
Mit freien Händen
können wir uns eine
faszinierende Gegenwart
schaffen, all das
bewirken, was uns
wirklich glücklich macht,
und voller Zuversicht
und Elan in die Zukunft blicken.

Weg mit dem alten Kram!

52 Hände weg

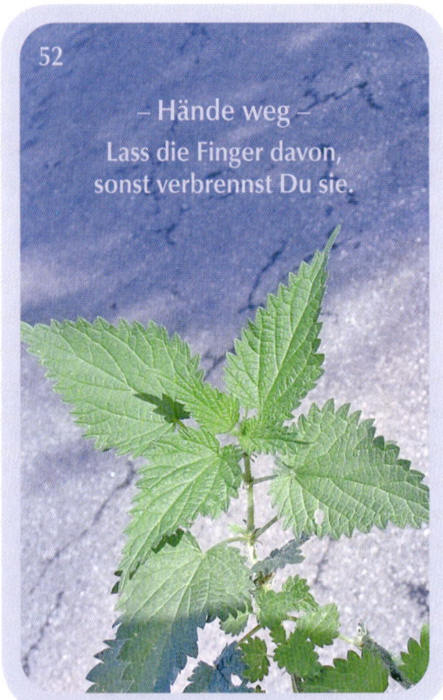
52
– Hände weg –
Lass die Finger davon,
sonst verbrennst Du sie.

Diese Karte bringt es
auf den Punkt:
Lassen Sie es los,
was immer es ist,
wie eine brennende
Nessel.

Ihr Bauchgefühl hat
diese Karte gezogen –
vertrauen Sie ihm
einfach.

53 Selbstvertrauen

Geben Sie dem Leben mehr Schwung. Trauen Sie sich etwas zu! Das weckt die Lebensgeister und hält jung und frisch. Wäre es denn so schlimm, wenn es daneben ginge? Kein Problem, Sie würden die Sache einfach ein wenig verändern und nochmals probieren – nochmals und nochmals. Damit fokussieren Sie die Energie und dies zieht die Fülle an.

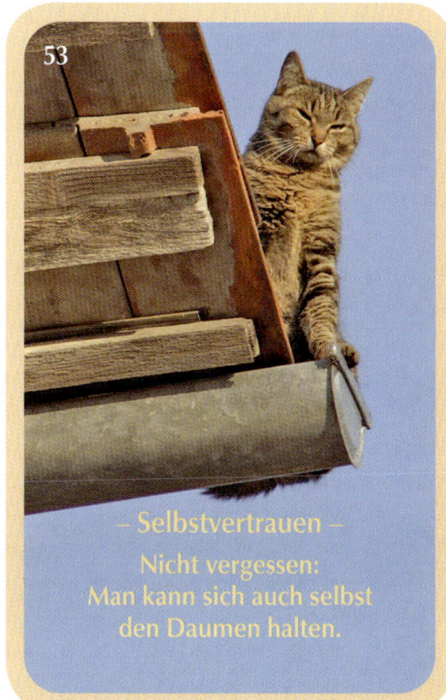

53
– Selbstvertrauen –
Nicht vergessen:
Man kann sich auch selbst
den Daumen halten.

Ich drücke Ihnen den Daumen!

54 Glück

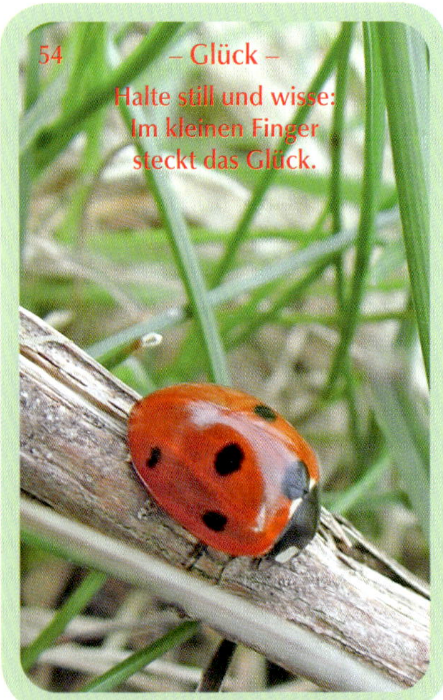
54
– Glück –
Halte still und wisse:
Im kleinen Finger
steckt das Glück.

Der kleine Finger steht für Spitzfindigkeit, Intelligenz und Vernunft, und durch ihn strömt zusätzlich die Energie, die das Herz schützt und stärkt. Genau das brauchen wir, um glücklich zu sein. Wie der Held im Märchen sollten Sie das Glück immer wieder suchen. Festhalten können Sie es nicht, aber diese kleinen glücklichen Momente sollten Sie immer wieder voll auskosten und genießen.

Genießen Sie das Glück – und sei es noch so klein!

Kleinfinger-Mudra

für Glück bringende Inspiration

Ich wundere mich selbst immer wieder, wie eine gute Idee aus dem Nichts auf einmal da ist und mich blitzschnell in volle Begeisterung versetzt. Wie steht's bei Ihnen? Dem kann man, wenn nötig, ein bisschen nachhelfen:

- Zuerst massieren Sie kräftig die kleinen Finger beider Hände und danach umfassen Sie mit den Fingern der einen Hand den Kleinfinger der anderen. So halten Sie beide Hände eine kleine Weile vor die Stirn, um das so genannte dritte Auge zu stimulieren.

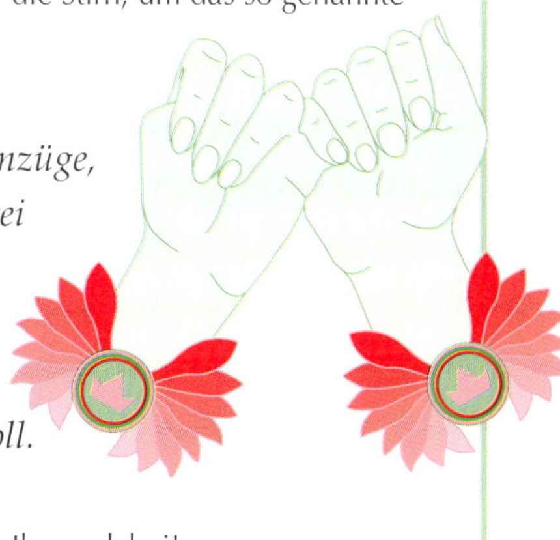

Sie zählen nun Ihre Atemzüge,
um den Geist leer und frei
zu machen für eine
neue Inspiration,
die in Ihnen wahre
Begeisterung auslösen soll.

Viel Vergnügen wünsche ich Ihnen dabei!

55 Träumen

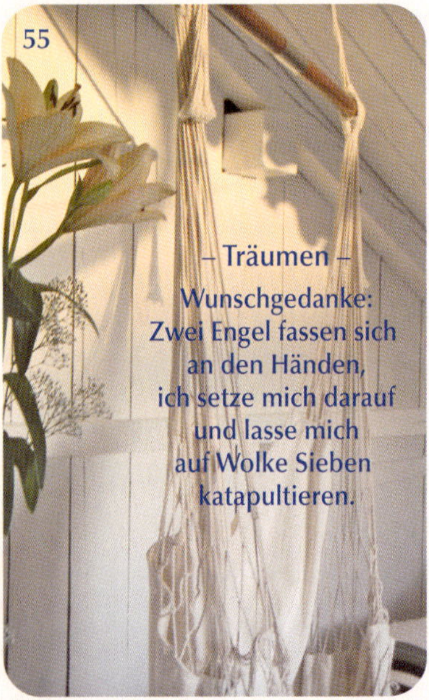
55
– Träumen –
Wunschgedanke:
Zwei Engel fassen sich
an den Händen,
ich setze mich darauf
und lasse mich
auf Wolke Sieben
katapultieren.

Sie sollten wieder
mehr träumen,
ohne Erwartungen zu
hegen – einfach so,
weil es schön ist und
weil es gut tut.
Und schwelgen Sie
auch danach noch so
lange wie möglich in
diesen guten Gefühlen,
egal wie es im Außen
aussieht, denn das lässt
Ihre Schwingungen
steigen.
Das ist gut für alles.

Und Sie wissen sicher auch:
Träume haben die Tendenz,
wahr zu werden.

56 Achtsamkeit

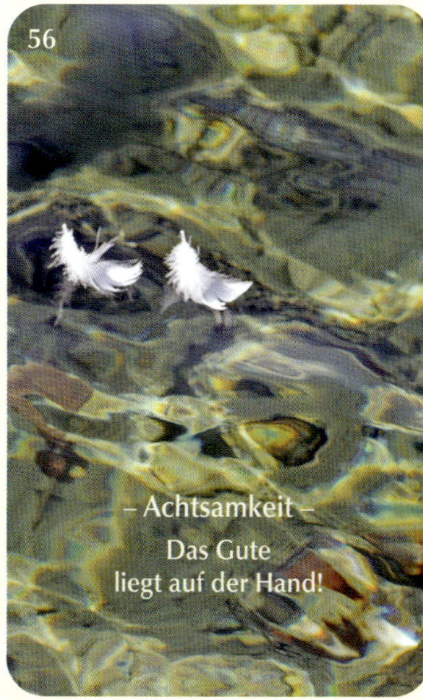

Suchen Sie nicht in der weiten Ferne, sondern seien Sie achtsam, was Ihnen Ihre Umgebung zu bieten und zu sagen hat. Viel Nützliches und Interessantes liegt oft verborgen im Kleinen, im Alltäglichen oder in Menschen, die wir zu kennen glauben und bei denen wir doch nur die Oberfläche wahrnehmen. Schauen Sie sich die Umgebung genau an, kratzen Sie ein wenig an der Oberfläche, damit das Innere – das Gute – durchbrechen kann und Sie davon profitieren können.

57 Rege werden

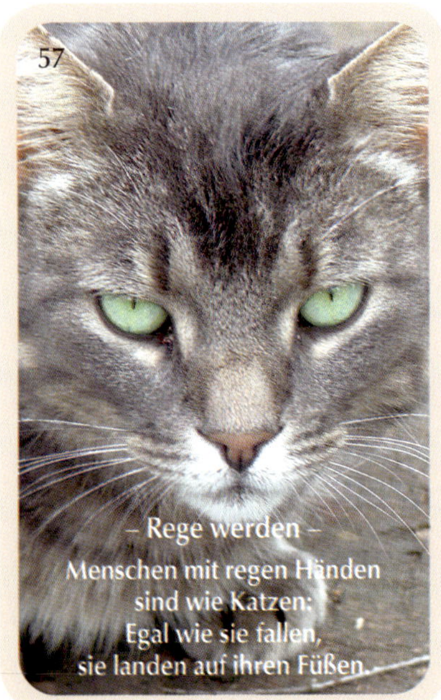
57
– Rege werden –
Menschen mit regen Händen
sind wie Katzen:
Egal wie sie fallen,
sie landen auf ihren Füßen.

Es ist auch heute noch so: Tätig sein hilft einem über manches, ich möchte sogar behaupten, über alles hinweg; und eine Tätigkeit findet man immer.
Leider wird heute ein Graben gemacht zwischen der beruflichen und der freiwilligen Tätigkeit, aber der Kosmos sieht das ganz anders.

Die Wissenschaft bestätigt, dass tätige Menschen die glücklichsten sind, und welche Arbeit es ist, spielt nur eine geringe Rolle.
Also regen Sie sich!

Sonnen-Mudra

für ein sonniges Gemüt

Gut gelaunt geht alles besser! An der Wurzel des Ringfingers sitzt der Sonnenpunkt, der auch für gute Laune sorgt. In der Sonnen-Mudra wird er angeregt. Also:

- Sie verschränken beide Hände außer den Ringfingern, die Sie aneinanderlegen, und halten die Hände so vor dem Solarplexus.

Nun malen Sie im Geiste
ein Mandala (eine Rosette
oder eine Sonnenblume)
und bringen viel Gelb
in allen seinen Nuancen
ins Bild.
Denken Sie sich
danach eine Belohnung
für sich aus –
einfach weil Sie es verdienen
und weil auch dies Ihre Stimmung hebt.
Los geht's!

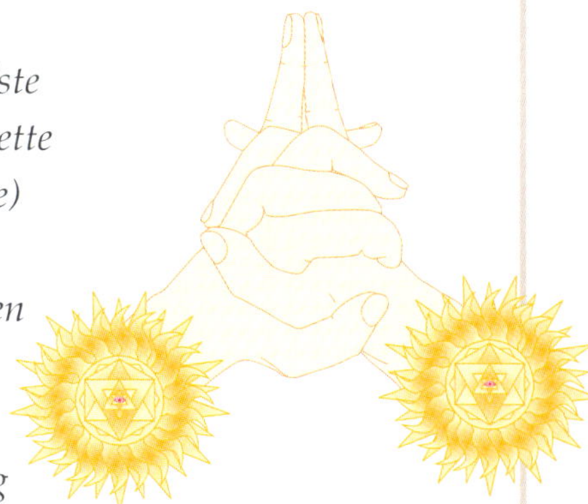

58 Beharrlichkeit

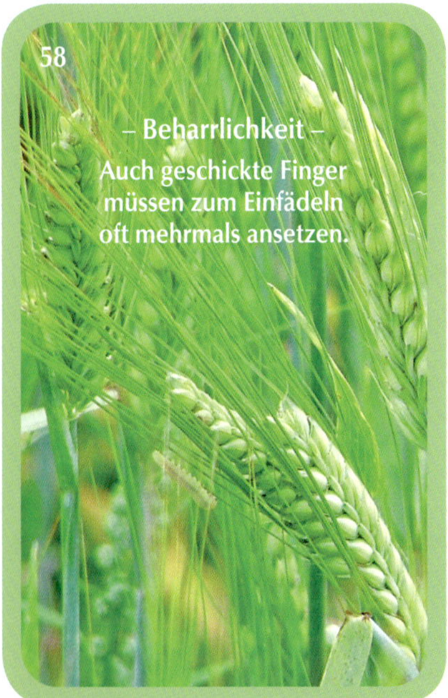
58
– Beharrlichkeit –
Auch geschickte Finger
müssen zum Einfädeln
oft mehrmals ansetzen.

Die Karte rät, beharrlich zu sein und nicht aufzugeben. Der Erfolgreiche zeichnet sich dadurch aus, dass er immer wieder aufsteht und weitermacht. Lassen Sie sich also nicht entmutigen oder gar unterkriegen! In einigen Jahren zählt sowieso nur noch, was Sie erreicht haben, und alle Mühsal ist vergessen; oder Sie können sogar darüber lachen.

Leben Sie nach dem Motto:
Egal was mich umwirft:
ich steh wieder auf – ich bin halt so!

Vakratunda-Mudra

um zur Ruhe zu kommen und Kraft zu tanken

Diese Mudra möchte ich Ihnen ganz besonders ans Herz legen, denn sie kann uns in den Stürmen des Lebens wie ein Anker dienen. Sie ist Vakratunda (»gebogener Elefantenrüssel«) geweiht, dem großen indischen Gott mit dem Elefantenkopf, der auch zuständig ist für die Beseitigung von Hindernissen. Bevor Sie das Handtuch werfen, praktizieren Sie während dreier Tage je dreimal 10 Minuten lang diese Mudra und dann erst entscheiden Sie, wie es weitergeht.

- Daumen, Zeige-, Ring- und Kleinfinger liegen aneinander und die Mittelfinger sind nach innen gebogen.

Sie beobachten Ihren Atem und verlängern dabei die Pausen zwischen der Ein- und der Ausatmung. Das bringt Ruhe und Kraft, die Sie brauchen, um konstruktive Gedanken zur Lösung des Problems zu produzieren.

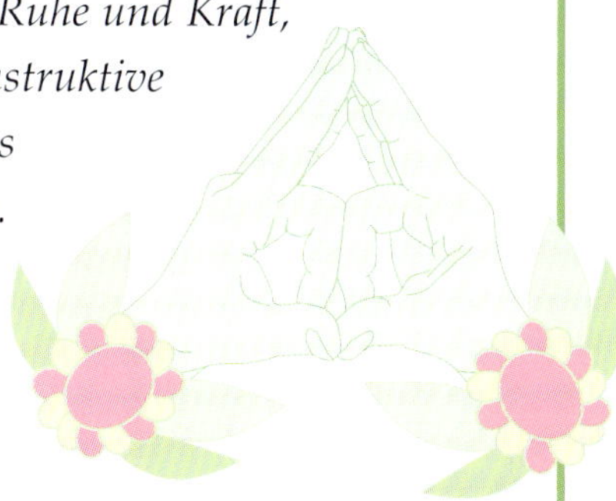

59 Brücken bauen

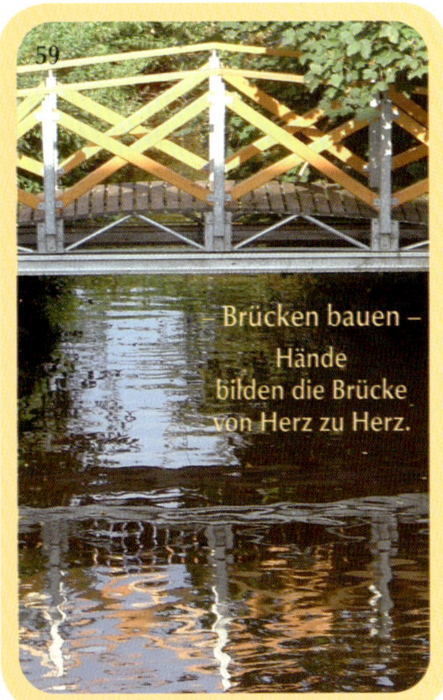
59
Brücken bauen –
Hände
bilden die Brücke
von Herz zu Herz.

Man sollte Brücken statt Dämme bauen, habe ich kürzlich gelesen (hinter Dämmen ist das Leben doch furchtbar trist). Das heißt, dass wir uns bemühen sollten, einander zu verstehen, auch wenn wir nicht alles tolerieren müssen. Aber wenn wir einander verstehen – mit dem Herzen –, dann findet man auch immer Wege, trotz der Verschiedenheit im Guten zusammenzuleben. Oft lässt sich mit Taten statt Worten besser zeigen, dass man einander versteht.

Nicht warten – den ersten Schritt wagen!

60 Wiedergutmachung

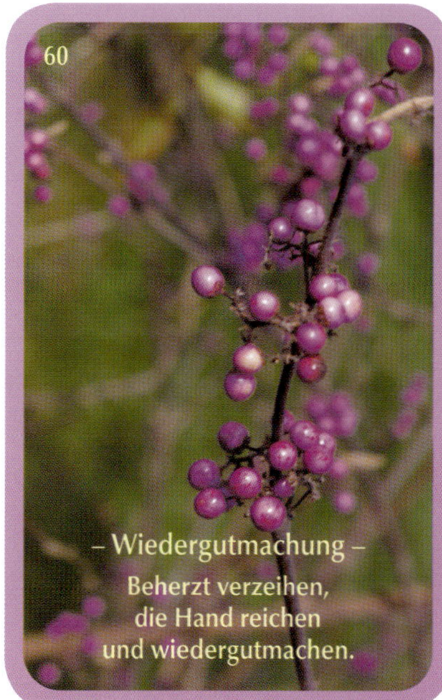

Die Karte rät zur Vergebung – sich selbst und anderen. Wer tätig ist und mit anderen in Beziehung steht, macht auch Fehler; das gehört dazu. Das Verzeihen ist das eine und die Wiedergutmachung das andere. Aus Erfahrung weiß ich, dass der Wiedergutmachung, die von Herzen kommt, ein gewisser Zauber innewohnt – es ist, als würde sich der Himmel weit öffnen und Lichtfunken des Glücks senden.

61 Besiegeln

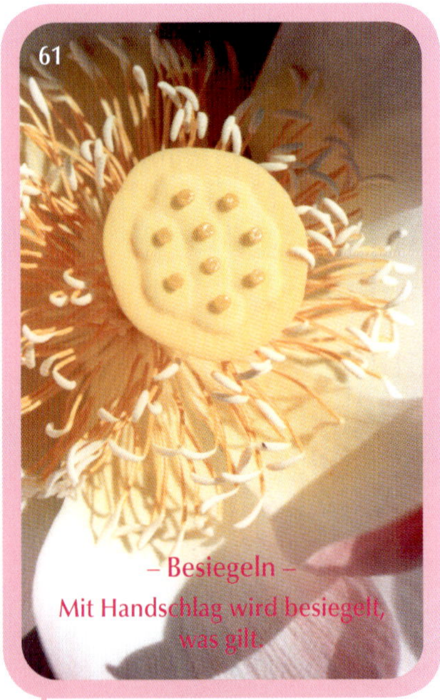

Man kann auch mit
sich selbst eine klare
Abmachung treffen,
wenn man an sich oder
in einer bestimmten
Angelegenheit etwas verändern oder etwas Neues
erreichen will.
Aber bitte nicht zu hoch
greifen, der Vorsatz soll
Spaß machen, denn dann
lässt er sich auch (fast)
mühelos einhalten.

Lieber drei bescheidene mögliche und angepasste Abmachungen statt eine gewaltige, die zur Last wird.

Vatsya-Mudra

um den Anker zu werfen

Bei allem, was wir unternehmen, können wir unser Unterbewusstsein zu unserem Verbündeten und Helfer machen. Diese Ebene in uns reagiert auf Bilder, Rituale, aber auch auf Handfestes. Zudem hebt ein positives Ritual unser gesamtes Schwingungsfeld, und dies wiederum verleiht uns Kraft und Elan und die positive Schwingung fließt in unser Projekt. Das gilt für alles, was Sie vorhaben, egal, ob Sie einen Kuchen backen, ein Haus bauen, ein Geburtstagsfest organisieren oder Ähnliches mehr. Es gilt immer und überall!

Die folgende Mudra ist die erste Geste, die bei einem bedeutenden Opferritual in Tibet praktiziert wird – das Ritual wird damit sozusagen eingeleitet. So soll es auch für Ihr Vorhaben sein, das Sie nicht nur zur eigenen, sondern auch zur Ehre Gottes ausführen. Das ist doch ein schöner Gedanke und spornt uns an, unser Geschenk an Gott mit größter Sorgfalt anzugehen.
In Tibet werden zu diesen Ritualen auch immer die Elemente angesprochen. Sie können sicher auch eine kleine Ritualecke einrichten: Sie breiten ein Tuch aus und

darauf stellen Sie ein Glas Wasser, einen Stein (Erde), eine brennende Kerze (Feuer), eine leere Schale (Luft) sowie eine Blume für die Lebenskraft. Nun stellen Sie noch ein Bild oder ein Symbol dazu, das für Sie einen Helfer aus der höheren Welt oder Gott verkörpert.

- Sie formen die Mudra, indem Sie bei der linken Hand die Kuppen von Daumen, Zeige- und Mittelfinger aneinanderlegen und Zeige- und Mittelfinger der rechten Hand in den linken Handteller halten.

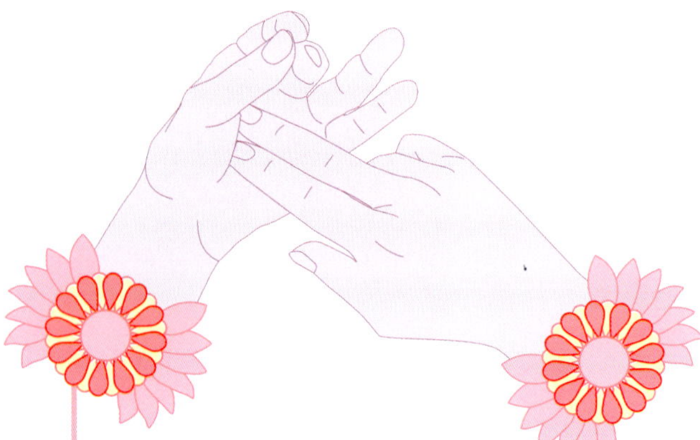

Je dreimal laut oder leise aufsagen:

»Die Liebe Gottes wirkt in mir
und in meinem Vorhaben und alles ist gut –
für mich und alle Beteiligten.

Die Weisheit Gottes wirkt in mir
und in meinem Vorhaben und alles ist gut –
für mich und alle Beteiligten.

Die Kraft Gottes wirkt in mir
und in meinem Vorhaben und alles ist gut
– für mich und alle Beteiligten.

So sei es – so sei es – so sei es.«

62 Erfolg

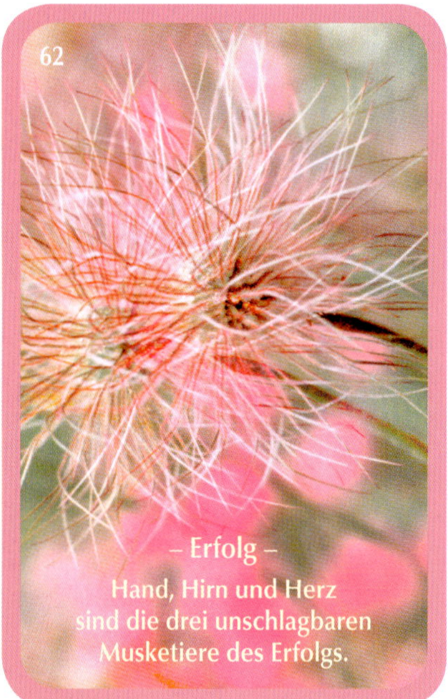
62
– Erfolg –
Hand, Hirn und Herz
sind die drei unschlagbaren
Musketiere des Erfolgs.

Auch Sie können erfolgreich sein in allem, was immer Sie wollen: wenn Sie tatkräftig zupacken; wenn Sie Ihr kluges Köpfchen einsetzen; und wenn Sie mit dem ganzen Herzen dabei sind. Ich kann dies auch selbst immer wieder feststellen, und ich versichere Ihnen: es klappt immer und wahre Wunder geschehen dabei.

Positive Gedanken
sind die Samen für den Erfolg
und herzhaftes Zupacken
sichert eine reiche Ernte.

Karana-Mudra (auch Bann-Mudra genannt)

um Ängste und Zweifel zu bannen
und den Erfolg zu sichern

Unsere eigenen Ängste und Zweifel sind oft auch unsere schlimmsten Opponenten. Sie sind nicht nur Plagegeister, sondern senken unsere Schwingungen, die dann wie ein Magnet auf niederer Ebene genau das anziehen, was wir befürchten. Versuchen wir nun, der Furcht zu entfliehen, folgt sie uns wie der eigene Schatten; gehen wir aber auf sie zu, dann weicht sie zurück. Jeder kennt die Furcht, aber die Erfolgreichen besiegen sie.

Furcht und Zweifel sind Warnsignale und fordern uns auf, die Sache nochmals gründlich anzuschauen, zu überdenken und die entsprechenden Vorkehrungen zu treffen. Ist all dies getan und es nützt nichts, dann müssen Sie die Furcht bannen und Ihr Selbst-, aber auch Ihr Gottvertrauen erneut unter die Lupe nehmen.
Ich denke, das sollten wir alle ohnehin von Zeit zu Zeit tun. Wenn ich Angst habe und mich und mein Vorhaben ganz Gott übergebe, dann ist es, als würde ich mich direkt unter die Mittagssonne stellen – und da gibt es keinen Schatten.

Schreiben Sie auf einen kleinen Zettel mit wenig Worten in positivem Wortlaut, was Sie gerne hätten. Nun malen Sie eine Sonne darüber – sie ist das Symbol für die große göttliche Kraft und Macht. Diesen Zettel falten Sie zusammen und nehmen ihn in die linke Hand. Mit beiden Händen formen Sie die Karana-Mudra, indem Sie den Daumen auf Zeige- und Mittelfingers legen. Beide Hände legen Sie locker in den Schoß; Sie können die linke auch ans Herz legen.

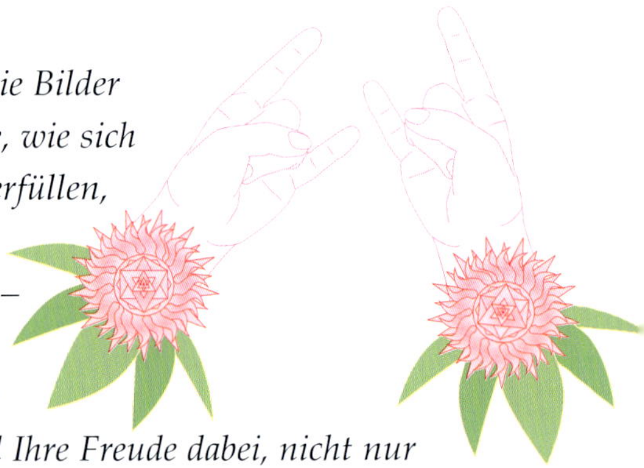

Nun kreieren Sie Bilder in Ihrem Geiste, wie sich Ihre Wünsche erfüllen, wie Sie Ihre Ziele erreichen – einfach Ihren Erfolg, und Sie spüren ihn und Ihre Freude dabei, nicht nur im Herzen, sondern in jeder Faser Ihres Körpers. Vielleicht möchten Sie tanzen und singen vor Freude – tun Sie es einfach.

63 Reichtum

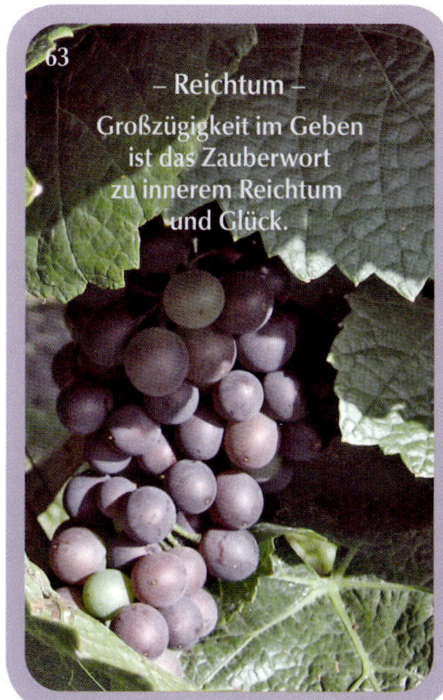
63
– Reichtum –
Großzügigkeit im Geben
ist das Zauberwort
zu innerem Reichtum
und Glück.

Großzügig geben und vergeben – das sind die Zaubertricks, um das Mangelbewusstsein zu mindern und das Reichtumsbewusstsein zu mehren. Dies gilt für materielle wie auch für geistige Werte – für den inneren wie den äußeren Reichtum. Jeden Tag ein bisschen Gutes tun und großzügig sein, das bringt den wahren Reichtum in Ihr Leben.

Wahren Sie auch die Großzügigkeit sich selbst gegenüber.

64 Dankbarkeit

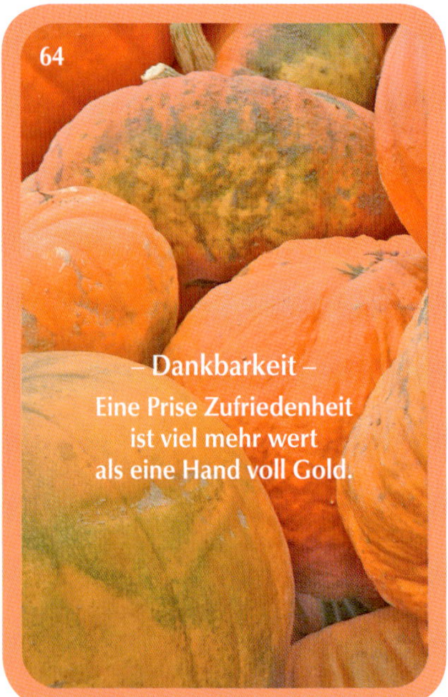
64
– Dankbarkeit –
Eine Prise Zufriedenheit
ist viel mehr wert
als eine Hand voll Gold.

Dankbaren Menschen geben wir von Herzen gerne und man möchte fast meinen, auch das Universum hält es so. Diese Karte rät zur Dankbarkeit. Denn sie macht zufrieden und katapultiert den Menschen wie kein anderes Gefühl in Kürze auf eine höhere Schwingungsebene, wo Heilung entsteht und reine Freude entspringt.

Dankbarkeit zieht wie ein Magnet
noch mehr des Guten
ins Leben.

Akzeptanz-Mudra

für innere Zufriedenheit

Manchmal fällt es verflixt schwer, dankbar zu sein, wenn doch so vieles nicht stimmt und wir es gerne anders hätten. Aber wenn wir auch das Unangenehme akzeptieren können statt es zu bekämpfen, dann gibt es oft recht schnell eine Änderung, indem es sich auflöst oder es uns nichts mehr anhaben kann. Über diese positive Wende wundere ich mich auch selbst immer wieder.

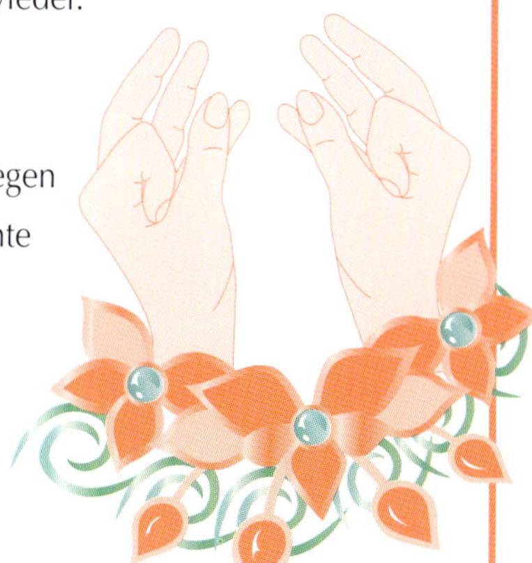

- Bei beiden Händen rollen Sie den Zeigefinger ein und legen den Daumen an die Nagelkante des kleinen Fingers.

Sie schweifen mit Ihren Gedanken durch all Ihre Habseligkeiten, Talente, Freundschaften, Privilegien, Ihren Gesundheitszustand, und jeder Atemzug ist ein großes Dankeschön. Dann wenden Sie sich gedanklich einer Unannehmlichkeit oder einem Mangel zu und fragen, was dies Sie lehren will.

Zum Schluss bitten Sie um die Kraft, es ertragen zu können, und um einen inneren Wandel, dass Sie trotzdem zufrieden und glücklich leben können.

Seien wir uns einfach immer wieder bewusst, ob wir zufrieden und glücklich sind. Das hängt gar nicht so sehr davon ab, was wir haben oder was wir tun, sondern wie wir sind und wie unsere innere Einstellung aussieht.

65 Zeitmanagement

Ein Spruch aus meiner Jugend. Damit ist gemeint, dass man die Zeit nützen soll, indem man mehrere Sachen gleichzeitig erledigt. Beispiele: Während die Gemüsesuppe kocht, kann man die Wohnung aufräumen; während der PC startet, ein Mini-Brain-Fitness-Training absolvieren; im Zug Englischvokabeln büffeln.

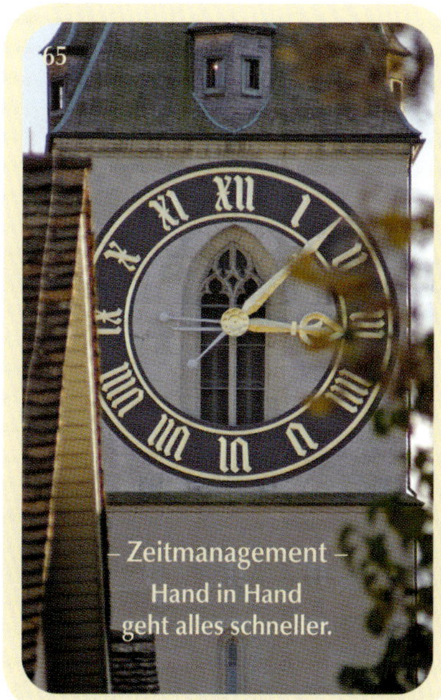

Die Karte könnte Ihnen aber auch Mut machen,
etwas Neues anzufangen,
ohne Angst zu haben,
in Zeitnot zu geraten.

66 Zukunftsvisionen

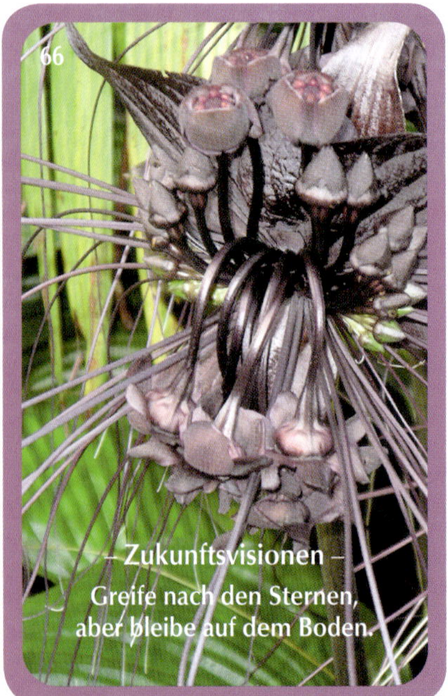
66
– Zukunftsvisionen –
Greife nach den Sternen,
aber bleibe auf dem Boden.

Wer keine Visionen und
Ideale mehr hat,
stagniert und ist alt –
in seinem Geist
und in seinem Herzen.
Geben Sie sich einen
Stups und suchen Sie
nach neuen Ausblicken.
Dafür ist man nie zu alt
oder zu schwach.
Sie nehmen sich einfach
ein bisschen Zeit und
denken nach, was Ihnen
Spaß machen, was Sie
wieder von neuem
gefangen nehmen und
neuen Sinn und Erfüllung in Ihr Leben bringen könnte.

Uttarabodhi-Mudra

für gute Ideen

Diese Mudra aktiviert die beiden Gehirnhälften und stimuliert die entsprechenden Hormondrüsen. Jede gute Sache beginnt als Idee im Kopf. Um nachzudenken, brauchen Sie ein wenig Ruhe – gönnen Sie sich diese. Die investierte Zeit wird sich mehrfach auszahlen und Ihnen viel Freude bereiten.

Die Zeigefinger- und Daumenkuppen beider Hände liegen aneinander, die anderen Finger sind verschränkt. Die Hände werden vor die Stirn gehalten, die Zeigefinger sind nach oben und die Daumen zur Stirn gerichtet.

Nun malen Sie sich in Gedanken
Ihre Zukunft aus und spielen mit
den vielen Ideen,
die Ihnen in den Sinn
kommen.

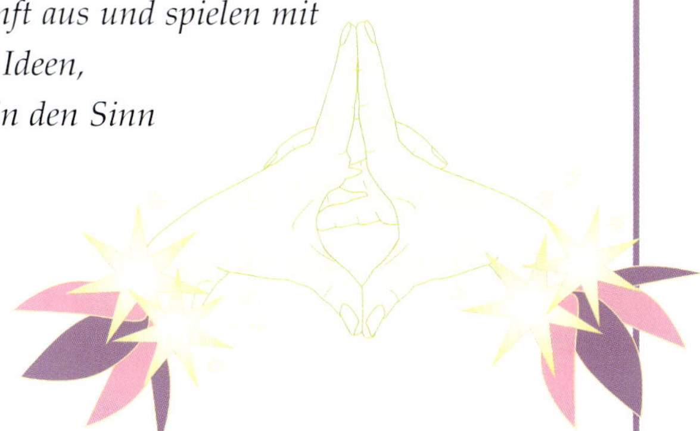

67 Selbstmotivation

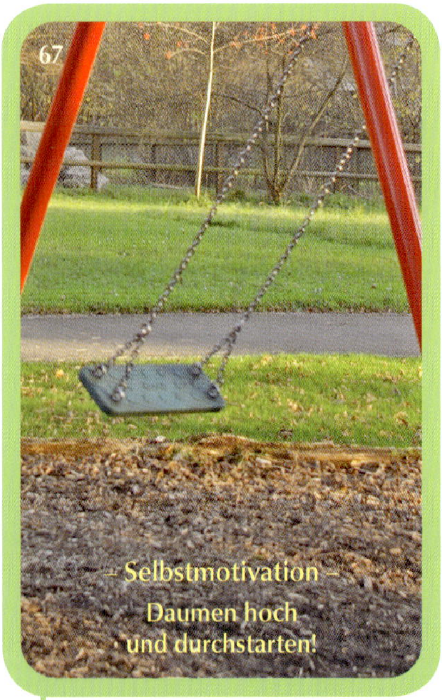

Da wir uns auf die Motivation durch andere sowieso nie ganz verlassen können, tun wir's doch am besten selbst. Die Karte rät: Schluss mit zögern, zaudern, warten – jetzt ist der richtige Moment, die Sache anzupacken. Oft stellt sich die mitreißende Motivation erst dann ein, wenn wir schon angefangen haben, und oft werden wir dann mit guten Ideen regelrecht überschüttet.

Also Daumen hoch und los geht's!

Motivations-Mudra

um den Sprung zu schaffen

Faust gemacht und Daumen hoch mit beiden Händen!

Sie stehen in leichter Grätsche und halten beide Hände vor dem Magen, die Unterarme sind waagrecht. Sie atmen tief ein, strecken dabei die Arme nach oben, und strecken und spreizen auch die Finger, als hätten Sie im Lotto gewonnen.

OOOOOO AAAAAA IIIIII

sechsmal wiederholen –
den Schwung ausnützen
und Ihre Sache anpacken!

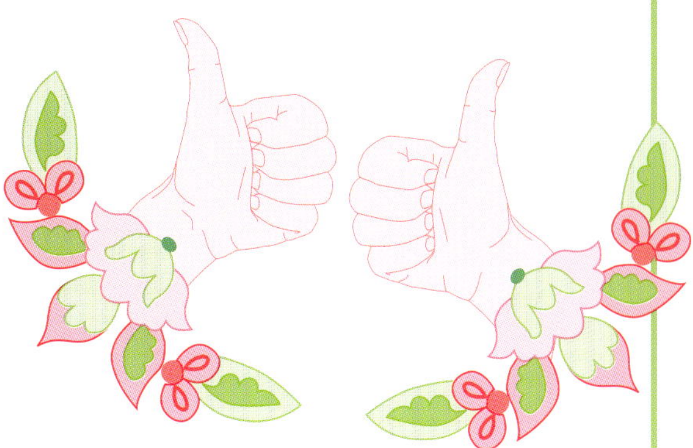

68 Die Nr.1 sein

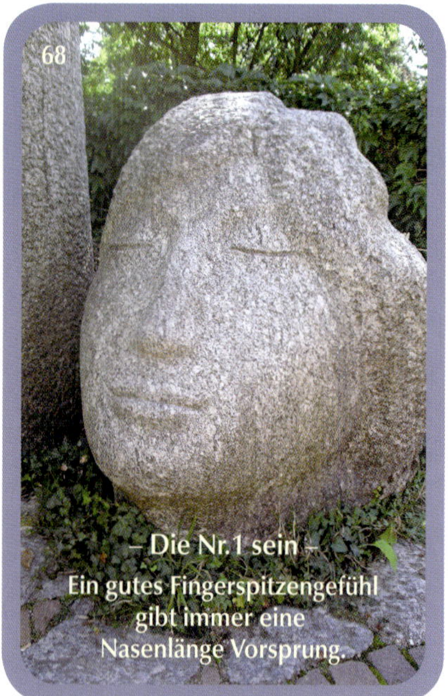
68
– Die Nr.1 sein –
Ein gutes Fingerspitzengefühl
gibt immer eine
Nasenlänge Vorsprung.

Jeder Mensch ist wie eine Wundertüte, aber die meisten bleiben ein Leben lang verschlossen. Man wagt nicht, seine eigene Originalität zu leben, denn man traut sich selbst zu wenig zu. Man tut alles, um ja genau so zu sein wie alle anderen und langweilt sich dabei oder was auch immer. Diese Karte fordert Sie auf, nach Ihrer eigenen Einzigartigkeit, nach Ihrer »Spezialität« zu suchen und Ihre Originalität zu leben.

Oder die Karte weist Sie darauf hin, dass Sie etwas ganz Besonderem auf der Spur sind …

So lege ich all mein Wirken,
mein ganzes Leben,
und alles, was ich bin
und alles, was ich habe,
in Gottes liebende Hände.
Sein Licht soll mich leiten
auf all meinen Wegen.

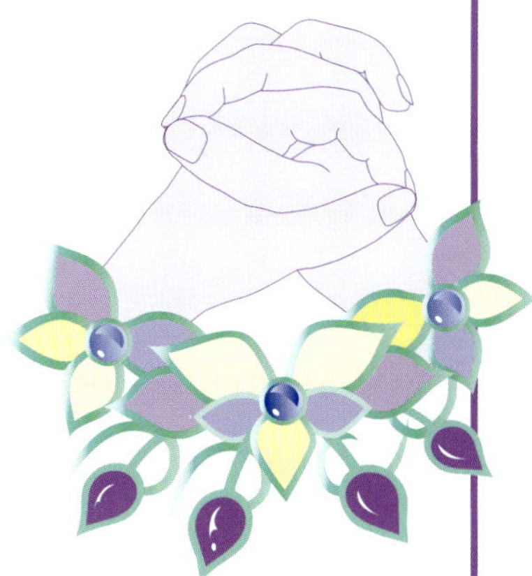

Ende gut – alles gut

Es freut doch, macht zufrieden und gibt einem eine große Genugtuung, wenn man wieder etwas geschafft hat, wenn ein Mangel behoben ist, wenn man eine Misere hinter sich gebracht hat. Gute und schlechte Zeiten werden wir immer wieder erleben – so ist das Leben. Entscheidend ist, was wir daraus machen, wie unsere innere Einstellung dazu ist und ob wir bereit sind, hindurch und weiter zu gehen. Und das Gute dabei ist, dass wir unsere innere Einstellung und unsere Pläne immer wieder entsprechend neu anpassen können. Die Inder sagen dazu: Dass die Raben über unser Haupt fliegen, können wir nicht verhindern, aber dass sie in unseren Haaren Nester bauen, sehr wohl.

Wenn wir etwas wagen, etwas Tolles vollbringen, wenn ein Wunsch in Erfüllung gegangen ist oder wir ein uns gestecktes Ziel erreicht haben und im Erfolg schwelgen – das sind unvergessliche Glücksmomente.

Wir haben alles in der Hand,
aber handeln müssen wir!

Wie langweilig und fad wäre doch das Leben, wenn immer alles glatt und leicht von der Hand ginge.

Herausforderungen sind dazu da, sie zu packen und daran zu erstarken – und es ist doch so – unsere kleinen, zarten Hände, die trotzdem voller Kraft sind, sind unsere besten Helfer. In diesem Sinne komme ich zum Schluss und sage Ihnen:

Daumen hoch –
Daumen hoch –
beide Daumen dreimal hoch!!

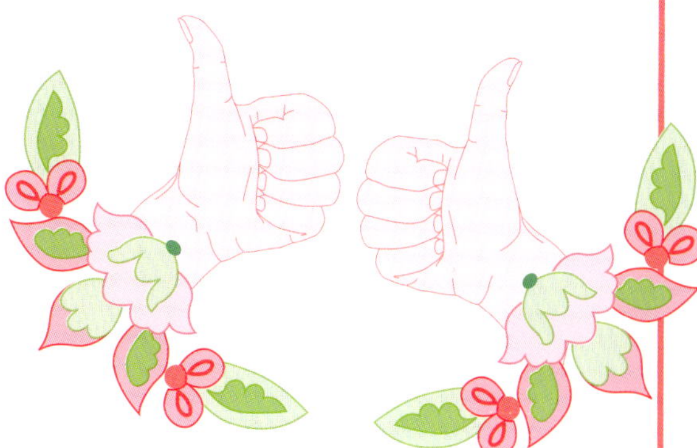

Zu den Fotos

Unsere große Lehrmeisterin ist die Natur – nach einem großen geheimnisvollen Plan fügt sich hier alles wunderbar zusammen (solange der Mensch nicht versucht, mit seinem beschränkten Verstand eine andere Ordnung hineinzubringen). Es sind die großen wie auch die kleinen Dinge, die unser Herz erfreuen! So durfte ich beispielsweise schmunzelnd beobachten, wie in der emsigen, etwas kalt wirkenden Stadt Zürich bei einem spektakulären Regenbogen die Menschen erfreut stehen blieben und auf einmal miteinander ins Gespräch kamen – die Stimmung nach diesem Gewitter und wie die Menschen darauf reagierten, war einfach fantastisch. Aber auch das Gänseblümchen bezaubert uns mit seiner Lieblichkeit, die Bäume beeindrucken uns mit ihrer Kraft und sogar das Gemüse hat seinen Reiz – man muss es nur sehen – so wie unsere Fotografen, denen diese vielen »Wunderfotos« gelungen sind. Solch positive Bilder tun uns einfach gut und erzeugen in unserem Innersten einen positiven Eindruck, der sich als neuer Mut, Zuversicht, Zufriedenheit, Dankbarkeit und – und – und – zum Ausdruck bringt.

Also ganz einfach: Sie öffnen Geist und Seele und lassen sich von der Schönheit der Bilder bezaubern!

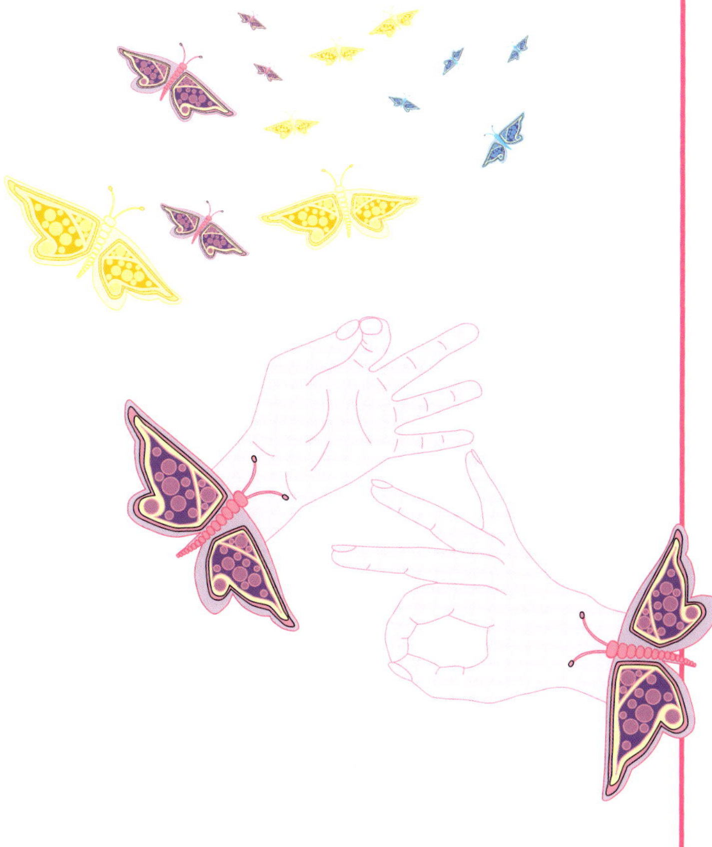

Tipps für Ihre eigenen Notizen

Wie ein roter Faden ziehen sich drei große Themen durch das Buch.

1. Rege werden, die Herausforderungen, die auf einen zukommen, packen und verarbeiten und sich immer wieder neue Ziele setzen.
2. Innehalten, die Hände in den Schoß legen, nachdenken und neue Pläne schmieden.
3. Genießen, feiern, sich belohnen und sich selbst immer wieder Gutes tun und Freude machen.

Damit dies nicht nur wohl gemeinte Empfehlungen oder schön tönende Vorsätze bleiben, sollten Sie regelmäßig zu jedem Bereich Ihre eigenen Notizen machen – entweder direkt ins Buch mit Bleistift, damit Sie sie immer wieder ausradieren und durch neue ersetzen können, oder noch besser: Sie übertragen diese in Ihre Agenda. Und bedenken Sie, es ist nichts zu banal oder zu profan, um vermerkt zu werden, denn die Gesamtheit unseres Lebens besteht aus lauter Kleinigkeiten; seine Qualität entfaltet sich entsprechend dem, wie wir mit diesen endlosen Kleinigkeiten umgehen. Mit Ihren Notizen geben Sie dem Alltag eine durch Sie selbst bestimmte Richtung, und sobald Sie dies tun, wird Ihr Tätigsein effizienter und zielgerichtet und Ihr Leben wird abwechslungsreicher, bunter, interessanter und fröhlicher.

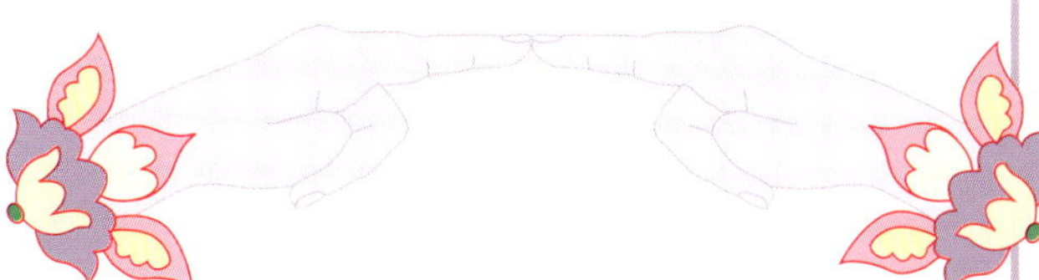

Eigene Notizen

Motto der Woche:

Aufgabe der Woche:

Das besondere Ereignis der Woche:

Wochenbelohnung:

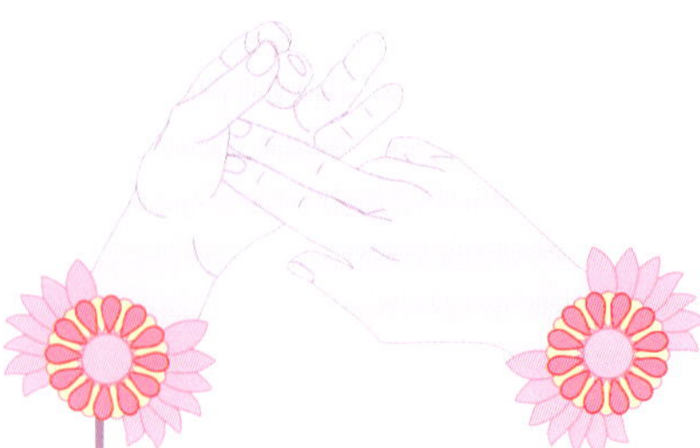

Eigene Notizen

Motto des Monats:

Aufgabe des Monats:

Das besondere Ereignis des Monats:

Monatsbelohnung:

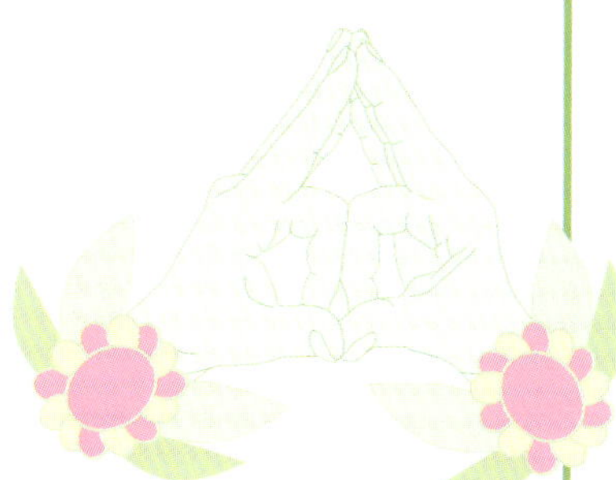

Eigene Notizen

Motto des Jahres:

Aufgabe des Jahres:

Das besondere Ereignis des Jahres:

Jahresbelohnung:

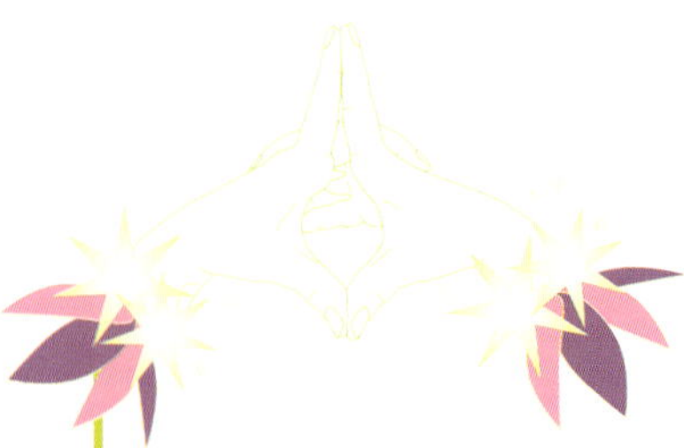

Erfolgs-Auflistung

Datum der gezogenen Karte:

Nummer der Karte:

Rat befolgt:

Positives Ergebnis sofort:

Erfolg nach einer Woche:

Nachhaltigen Erfolg:

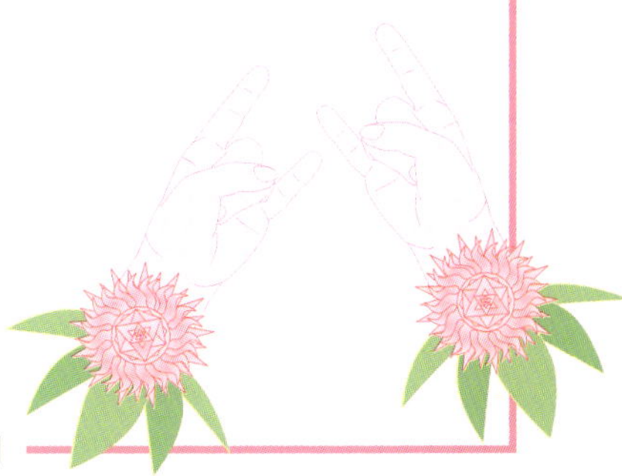

Die Autorin

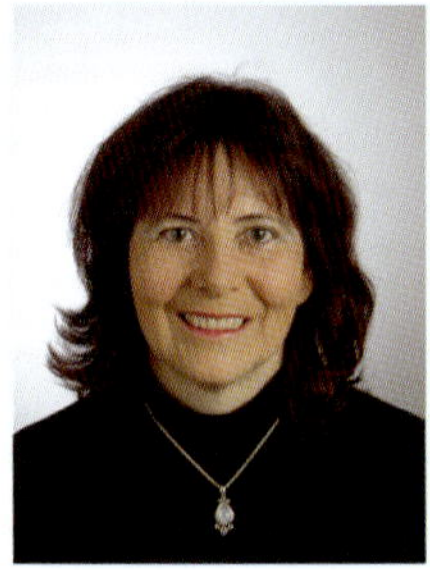

Gertrud Hirschi hat sich mit Büchern zu den Themen Mudras und Yoga weltweit einen Namen gemacht. Die Bücher wurden in mehrere Sprachen übersetzt. Sie leitet seit 25 Jahren eine Yogaschule in Zürich und gibt Seminare im In- und Ausland, unter anderem auch beim Wirtschafts-Gipfeltreffen in Davos.

- Yoga – ganz einfach (Kartenset mit Booklet)
- Mudras für Körper, Geist und Seele (Kartenset mit Booklet)
- Mudras – die wundervolle Kraft des Fingeryoga
- Yoga für Seele, Geist und Körper
- 7 Wege glücklicher zu werden
- Die spirituelle Kraft des Yoga
- Mudras – FingerYoga für Gesundheit, Vitalität und innere Ruhe
- Mudras – FingerYoga für Erfolg, Kreativität und Wohlbefinden

Danksagung

Ein herzliches Dankeschön geht an Silvie Bachmann, die das Manuskript in ein handliches und ansprechendes Kartenset verwandelte, sowie an Antje Hellmanzik, die mich mit ihren guten Ideen für die Gestaltung der Box, des Buches und der Karten immer wieder aufs Neue verblüffte und dem Ganzen nochmals einen besonderen Stempel aufdrückte. Danken möchte ich auch Hermann Betken für die wunderschönen Illustrationen, und ein weiteres Dankeschön geht an alle, die uns ihre Fotos zur Verfügung stellten.

Gertrud Hirschi
Mudras
für Körper, Geist und Seele

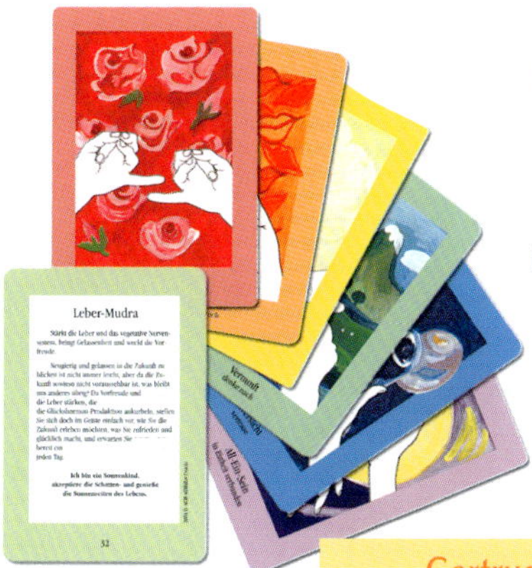

SET mit Anleitungsbuch

und

68 Karten

im Format 8,5 x 12,2 cm

ISBN 978-3-03819-012-7

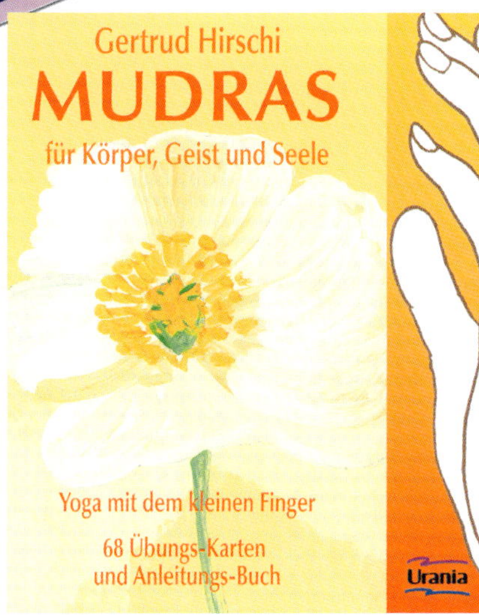